AF457056

ANATOMIE APPLIQUÉE A LA MÉDECINE OPÉRATOIRE

# LES ANOMALIES MUSCULAIRES

CONSIDÉRÉES AU POINT DE VUE

DE

## LA LIGATURE DES ARTÈRES

PAR

L. TESTUT

PROFESSEUR D'ANATOMIE A LA FACULTÉ DE MÉD E DE LYON

AVEC DOUZE PLANCHES EN CHROMOLITHOGRAPHIE

Dessinées par G. DEVY

PARIS

OCTAVE DOIN, ÉDITEUR

8, PLACE DE L'ODÉON, 8

1892

LES

# ANOMALIES MUSCULAIRES

CONSIDÉRÉES AU POINT DE VUE

DE

## LA LIGATURE DES ARTÈRES

# TRAVAUX DU MÊME AUTEUR

**Traité d'anatomie humaine,** anatomie descriptive, histologie, développement, Paris, 1889-1892 :

Tome I, *Ostéologie, Arthrologie, Myologie*, gr. in-8° de 756 p., avec 469 figures dans le texte;

Tome II, *Angéiologie, Névrologie*, gr. in-8 de 894 p., avec 509 fig. dans le texte;

Tome III, *Organes des sens, Splanchnologie, Embryologie* (sous presse).

**De l'action topique de l'hydrate de chloral sur la muqueuse de l'estomac;** Mémoire in-8° de 60 pages, Bordeaux, 1875, avec une planche en chromolithographie.

**Recherches expérimentales sur le M'Boundou du Gabon;** in-8° de 60 pages, Paris, 1878, avec 15 gravures sur bois.

**De la symétrie dans les affections de la peau, étude physiologique et clinique sur la solidarité des régions homologues et des organes pairs;** Thèse inaugurale in-4° de 500 pages, Paris, 1876.

Couronné (médaille d'argent) par la Faculté de médecine de Paris.

**Vaisseaux et nerfs des tissus conjonctif, fibreux, séreux et osseux;** Thèse présentée pour le concours d'agrégation *(Section d'Anatomie et de Physiologie)*; Paris, 1880, in-4° de 250 pages, avec 4 planches en lithographie.

**De l'action du chloral dans le traitement de l'éclampsie puerpérale;** in-4° de 200 pages, Paris, 1877, avec une planche en chromolithographie.

Mémoire couronné par l'Académie de médecine de Paris.

**Mémoires sur la portion brachiale du nerf musculo-cutané;** in-4° de 60 pages, tirage à part des *Mémoires de l'Académie de médecine de Paris*, 1884.

**Contribution à l'anatomie des races nègres : dissection d'un Boschiman;** in-4° de 48 pages, tirage à part des *Nouvelles Archives du Muséum d'histoire naturelle* de Paris, 1884, avec 3 planches en lithographie.

**Le long fléchisseur propre du pouce chez l'homme et chez les singes;** tirage à part du *Bull. de la Soc. Zoologique de France*, 1883, avec une planche en chromolithographie.

**Les anomalies musculaires chez l'homme expliquées par l'anatomie comparée, leur importance en anthropologie;** 1 volume in-8° de 858 pages, Paris, Masson, 1884.

Ouvrage couronné par la Société d'anthropologie de Paris (Prix Broca, 1883), par l'Institut de France (Prix Montyon, 1885) et par la Faculté de médecine de Paris (Prix Chateauvillard, 1885).

**Qu'est-ce que l'homme pour un anatomiste;** Leçon d'ouverture du cours d'Anatomie à la Faculté de médecine de Lyon, tirage à part de la *Revue scientifique*, 1887.

**L'apophyse sus-épitrochléenne chez l'homme;** vingt-deux observations nouvelles, tirage à part du *Journ. Internat. d'Anatomie et de Physiologie*, 1889, gr. in-8° de 60 pages, avec deux planches en chromolithographie.

**Myologie des Fuégiens;** in-4° de 50 pages, tirage à part de la *Mission du cap Horn* (en collaboration avec le Dr Hyades).

**Recherches anthropologiques sur le squelette quaternaire de Chancelade (Dordogne);** tirage à part du *Bull. de la Soc. d'Anthropologie de Lyon*, 1889, gr. in-8° de 122 pages, avec quatorze planches, dont quatre en photogravure.

Lyon. — Imp. Pitrat aîné, A. Rey successeur, 4, rue Gentil. — 3413.

ANATOMIE APPLIQUÉE A LA MÉDECINE OPÉRATOIRE

# LES ANOMALIES MUSCULAIRES

CONSIDÉRÉES AU POINT DE VUE

DE

# LA LIGATURE DES ARTÈRES



PAR

L. TESTUT

PROFESSEUR D'ANATOMIE A LA FACULTÉ DE MÉDECINE DE LYON

AVEC DOUZE PLANCHES EN CHROMOLITHOGRAPHIE

Dessinées par G. DEVY

PARIS

OCTAVE DOIN, ÉDITEUR

8, PLACE DE L'ODÉON, 8

1892

# INTRODUCTION

Les ligatures d'artères, en tant qu'exercices d'amphithéâtre, sont des opérations généralement faciles. La mise à nu du vaisseau exige sans doute une connaissance parfaite de la région et une certaine habileté manuelle : mais, grâce aux règles détaillées que l'on trouve dans tous les traités de médecine opératoire, ce temps de l'opération s'exécute le plus souvent avec une grande rapidité et une précision presque mathématique.

Parmi les dispositions anatomiques qui peuvent créer des difficultés à l'opérateur, il faut signaler avant tout les anomalies.

Ce sont d'abord les anomalies artérielles : on conçoit sans peine l'embarras d'un chirurgien allant à la rencontre d'une artère déplacée, d'une artère réduite à des proportions minuscules et, *a fortiori*, d'une artère complètement absente.

Ce sont ensuite les anomalies musculaires. La plupart d'entre elles, quelle que soit leur valeur au point de vue de la morphologie générale [1], sont totalement dépourvues d'intérêt quand on les consi-

[1] L. Testut, *Les Anomalies musculaires chez l'homme, expliquées par l'anatomie comparée, leur importance en anthropologie*, in-8 de 858 p., Paris, 1884.

dère à un point de vue purement pratique, au point de vue de la ligature des artères en particulier. Mais il en est plusieurs cependant, qui, en modifiant anatomiquement le champ opératoire, peuvent singulièrement gêner l'opérateur. De ce nombre sont tous les faisceaux surnuméraires qui s'étalent au-devant d'une artère et sont assez volumineux pour la recouvrir dans une bonne partie de son trajet.

Qu'on me permette de citer deux exemples :

Un élève, à l'amphithéâtre, pratique la ligature de l'humérale au pli du coude. Suivant les règles ordinaires, il incise méthodiquement la peau, l'aponévrose et cherche vainement l'artère qu'il devrait pourtant avoir sous les yeux. Se portant alors en dehors, il la cherche au-dessous du biceps : il ne la trouve pas. Il porte ses investigations en dedans, du côté de l'épitrochlée : il ne la trouve pas davantage. Ignorant des anomalies musculaires, il rattachera son insuccès à l'existence d'une anomalie artérielle et il abandonnera son opération, à moins toutefois qu'il ne mutile entièrement toute la région du coude, ce que j'ai vu faire tout dernièrement. Bien différente sera sa conduite, s'il est familiarisé avec les variations anatomiques dont la région épitrochléenne peut être le siège : son doigt, promené dans la plaie faite par l'incision, rencontrera à la partie supérieure une petite saillie osseuse qu'il reconnaîtra facilement pour être une apophyse sus-épitrochléenne. Du même coup, il acquerra la certitude : 1° que le plan musculaire qu'il a sous les yeux n'est pas le brachial antérieur, mais bien un carré pronateur anormalement développé, dont les faisceaux surnuméraires remontent jusqu'à l'apophyse en question ; 2° que l'artère humérale, déjà bifurquée ou non, est placée immédiatement au-dessous. Et alors, pour la découvrir, il n'aura qu'à inciser le muscle anormal. Ou, mieux encore, il remontera au-dessus de l'apophyse sus-épitrochléenne, là, où les faisceaux surnuméraires n'existent plus et où l'artère chemine comme d'habitude, au-dessous de l'aponévrose.

Transportons-nous maintenant dans une autre région tout aussi intéressante : le triangle sus-claviculaire. Là encore, une incision transversale, pratiquée le long de la clavicule, intéressant la peau, le tissu cellulaire et une double aponévrose, conduira facilement le chirurgien sur l'artère sous-clavière. Mais voilà qu'après avoir incisé l'aponévrose superficielle il tombe sur un plan musculaire qui occupe sans interruption toute l'étendue de son incision. Quelle conduite devra-t-il tenir ? S'il opère à l'amphithéâtre sur le cadavre qu'il n'a pas à ménager, il pourra, abandonnant momentanément son opération, recourir à la dissection de la région pour reconnaître quels sont les faisceaux musculaires inattendus qui sont venus entraver sa marche vers l'artère. Mais s'il opère sur un malade, où toute dissection étendue lui est interdite, que fera-t-il ? Eh bien, s'il connaît les anomalies dont les muscles de la région peuvent être le siège, son embarras ne sera pas long : il saura que du bord postérieur de la clavicule peuvent surgir de nombreux faisceaux musculaires surnuméraires, qui, de là, se portent en haut, vers l'os hyoïde, vers la colonne cervicale ou vers la tête ; il saura, d'autre part, que ces faisceaux, simples reliquats d'une disposition ancestrale aujourd'hui perdue, n'ont aucune fonction à remplir dans la mécanique animale, et, sans hésiter, il les incisera sur la sonde cannelée. Au-dessous, il trouvera l'artère occupant sa place ordinaire.

On voit par ces quelques exemples — qu'il nous eût été facile de multiplier — que les anomalies musculaires, même en chirurgie, ne sont pas des quantités absolument négligeables, et qu'un certain nombre de muscles surnuméraires doivent, de toute nécessité, être connus des opérateurs, s'ils ne veulent pas un jour être déroutés par eux. Les anomalies musculaires acquièrent ainsi une importance pratique indéniable et il y a tout lieu de s'étonner que les traités de médecine opératoire, qui prennent bien soin, à propos de la ligature de chaque artère, d'indiquer leurs principales anomalies, soient à peu près complètement muets en ce qui concerne les variations des muscles.

Il y a là une lacune qui me paraît sérieuse et que je vais essayer de combler dans le présent mémoire.

Je prendrai successivement les principales artères et décrirai succinctement, à propos de chacune d'elles, les différentes formations musculaires qui peuvent à l'occasion se développer au-devant d'elles et grossir ainsi le nombre de couches qui séparent le vaisseau des téguments. Parmi ces muscles surnuméraires, il en est quelques-uns qui sont ordinairement tout petits et qui, comme tels, ne sauraient créer à l'opérateur des difficultés sérieuses. Je les signalerai néanmoins, estimant qu'ils peuvent dans certains cas acquérir des proportions insolites, suffisantes alors pour masquer entièrement les vaisseaux sous-jacents.

J'ai cru devoir joindre à ce mémoire un certain nombre de planches renfermant quarante et une figures d'anomalies musculaires, empruntées pour la plupart à mes registres d'observation. Ces planches ont été dessinées par M. Devy avec son talent habituel : le lecteur jugera avec nous qu'elles sont, dans l'espèce, très démonstratives et qu'elles valent à elles seules de longues descriptions.

Lyon, le 15 novembre 1891.

LES

# ANOMALIES MUSCULAIRES

CONSIDÉRÉES AU POINT DE VUE

DE

## LA LIGATURE DES ARTÈRES

Parmi les grosses artères, celles qui sont susceptibles d'être recouvertes et masquées par des formations musculaires surnuméraires sont : 1° l'*humérale*, au pli du coude, à la partie moyenne et à la partie supérieure du bras; 2° l'*axillaire;* 3° la *sous-clavière;* 4° la *mammaire interne;* 5° la *poplitée;* 6° la *tibiale postérieure* et la *péronière*. En ce qui concerne les autres artères, les carotides, la radiale, la cubitale, les iliaques, la fémorale et la tibiale antérieure, je ne connais pour l'instant aucune anomalie musculaire qui puisse modifier suffisamment leurs rapports pour gêner le chirurgien dans l'opération qui consiste à les découvrir et à les lier. Je n'ai pas à m'occuper ici, par conséquent, de ces derniers vaisseaux.

## I

### LIGATURE DE L'HUMÉRALE AU PLI DU COUDE

Au pli du coude, l'artère humérale chemine obliquement dans la gouttière bicipitale interne, entre le rond pronateur qui est en dedans, et le biceps qui est en dehors. Elle repose sur le brachial antérieur et n'est recouverte à ce niveau que par la peau, le tissu cellulaire sous-cutané et l'aponévrose superficielle renforcée par l'expansion tendineuse du biceps. La découverte du vaisseau est généralement facile : on pratique le long du bord interne du biceps une incision légèrement oblique en bas et en dehors, commençant à 2 ou 3 centimètres au-dessous du pli du coude, et se terminant à 2 ou 3 centimètres au-dessus de ce pli. On incise successivement le tissu cellulaire, l'expansion aponévrotique, et l'on a alors sous les yeux le paquet vasculaire.

Anormalement, il peut se développer au-dessous de l'aponévrose un plan musculaire, jeté au-devant du vaisseau et capable par conséquent d'arrêter l'opérateur. Ce plan surajouté peut être *une dépendance des deux muscles externes : le biceps et le brachial antérieur*. Ou bien, il se rattache au muscle interne, le rond pronateur, et il dépend le plus souvent alors de ce qu'on appelle, en anomalies musculaires, l'*insertion élevée* de ce dernier muscle.

Nous examinerons successivement ces deux ordres de faits :

1° Faisceaux surnuméraires dépendant du groupe biceps-brachial antérieur. — *a)* Les faisceaux les plus internes du biceps, au lieu de descendre jusqu'au tendon radial de ce muscle, peuvent se porter obliquement en dedans et se terminer à la face profonde de l'aponévrose antibrachiale, en recouvrant la gouttière bicipitale interne. Ces faisceaux additionnels qui méritent, en raison de leur mode de terminaison, le nom de faisceaux *brachio-aponévrotiques internes*, se rendent directement à l'aponévrose; ou bien ils empruntent l'expansion aponévrotique du biceps, laquelle se transforme alors en un véritable tendon musculaire. Dans l'un et dans l'autre cas, ils passent au-devant du paquet vasculo-nerveux. J'ai vu, dans deux cas, l'expansion aponévrotique du biceps recevoir la presque totalité des faisceaux coracoïdiens du biceps (pl. I, fig. 1 et 2). — Dans un autre cas, qui, je crois, n'a pas encore été observé, l'expansion aponévrotique très large et très résistante, recevait en dehors un petit faisceau de fibres charnues provenant du bord interne du biceps; elle donnait, en outre insertion, en dedans d'elle, à un faisceau musculaire surnuméraire de 16 millimètres de largeur, qui provenait de la face interne de l'humérus au niveau des insertions supérieures du brachial antérieur : ce dernier faisceau longeait tout d'abord le côté externe de l'artère humérale; puis, arrivé au pli du coude, croisait obliquement ce vaisseau pour gagner l'expansion aponévrotique du biceps (fig. 3). — Dans un quatrième cas, qui a été dessiné par l'un de mes élèves, M. WOOLONGHAN, et qui se trouve représenté dans la planche I (fig. 4), il existait de même un large faisceau huméral du biceps, se détachant de la partie interne et supérieure du brachial antérieur. Ce troisième chef du muscle long fléchisseur de l'avant-bras se divisait, au tiers inférieur du bras, en deux faisceaux secondaires, l'un interne, l'autre externe : le faisceau externe, tout petit, venait se jeter sur le tendon du biceps ; le faisceau interne, quatre fois plus volumineux que le précédent, s'infléchissait en dedans, passait au-devant de l'artère humérale et se terminait sur l'expansion aponévrotique du biceps.

*b)* Le muscle brachial antérieur peut, lui aussi, envoyer à l'aponévrose qui recouvre l'épitrochlée des faisceaux aberrants, lesquels se dirigent obliquement en bas et en dedans en recouvrant le paquet vasculaire. J'ai vu, l'hiver dernier (fig. 5), un faisceau rubané, large de 34 millimètres, se détacher de la partie interne du brachial antérieur, croiser obliquement l'artère humérale et venir s'attacher à la face profonde de l'expansion aponévrotique, en avant du rond pronateur. — Des observations analogues ont été rapportées par STRUTHERS, par QUAIN et par M. GRUBER [1], qui a écrit sur les variations anatomiques du brachial antérieur un long mémoire où je lis les lignes suivantes : « J'ai vu, dit le savant anatomiste russe en résumant ses observations, j'ai vu sur de nombreux sujets, soit des faisceaux détachés du brachial antérieur, soit de véritables muscles surnuméraires se jeter sur l'aponévrose antibrachiale, ou bien directement ou bien en empruntant l'expansion aponévrotique du biceps. J'ai vu leurs tendons devenir très forts et très larges, si larges même qu'ils recouvraient le paquet vasculo-nerveux du bras ».

Le faisceau surnuméraire brachio-aponévrotique n'occupe, dans la plupart des cas, qu'une partie de l'incision cutanée que l'on pratique pour la ligature de l'humérale au pli du coude : il n'est pas de nature, par conséquent, à créer à l'opérateur des difficultés bien sérieuses. Il est des cas, cependant, où la formation surnuméraire en question prend des proportions insolites et recouvre entièrement le vaisseau, témoin l'observation suivante qui m'a été communiquée par M. POLLOSSON, chef de clinique de notre faculté.

Un élève pratiquait sous ses yeux la ligature de l'artère humérale au pli

[1] M. GRUBER, Ueber die Varietäten des Musculus brachialis internus, in *Bull. de l'Acad. des sciences de Saint-Pétersbourg*, 1868.

du coude. Il fut très surpris, après la section de l'aponévrose et de l'expansion aponévrotique du biceps, de n'apercevoir ni l'artère humérale, ni le nerf médian, dans l'espace compris entre le tendon du biceps et les muscles épitrochléens. L'incision fut alors prolongée en haut dans une étendue de trois ou quatre travers de doigt : on ne trouva pas davantage, sur le côté interne du biceps, l'artère et le nerf cherchés. Pensant à une anomalie artérielle, M. POLLOSSON fit alors la dissection de la pièce et constata que le nerf et l'artère occupaient bien leur place normale, mais qu'ils étaient *masqués à l'œil de l'opérateur* (ce sont ses propres expressions) *par un faisceau musculaire anormal.* Il existait sur ce sujet, en effet, « une lame de fibres musculaires, épaisse de 2 ou 3 millimètres, haute de quatre travers de doigt dans le sens vertical, obliquement dirigée en bas et en dedans et unissant la partie antérieure du brachial antérieur aux muscles épitrochléens sur lesquels elle se perdait. »

M. POLLOSSON m'a remis un dessin représentant la disposition que nous venons de décrire : elle est presque identique à celle de la figure 5.

QUAIN a observé un fait à peu près semblable. Il figure, en effet, dans son atlas (pl. XXX, fig. 4), un canal musculaire exclusivement formé par la partie interne du brachial antérieur et dans lequel s'engageaient l'artère cubitale et le nerf médian. Il existait, dans ce cas, une bifurcation prématurée de l'artère humérale : la radiale occupait la place du tronc artériel, tandis que la cubitale cheminait, comme nous venons de le voir, au-dessus du muscle anormal (voy. pl. II, fig. 6).

*c)* Le paquet vasculo-nerveux peut encore être croisé, à la région du pli du coude, par des faisceaux surnuméraires qui se rendent de l'aponévrose intermusculaire interne à la face antérieure du brachial antérieur. Je n'ai jamais eu l'occasion d'observer jusqu'ici, moi-même, une pareille disposition, mais je la trouve nettement signalée dans un mémoire de BANKART, PYE-SMITH et PHILIPS [1] : ces anatomistes ont rencontré, dans les salles de dissection de *Guy's Hospital*, un faisceau d'origine surnuméraire du brachial antérieur, lequel se détachait de la cloison intermusculaire interne, croisait obliquement la face antérieure de l'artère humérale, un peu avant sa bifurcation, et finalement venait s'insérer avec le brachial antérieur sur l'apophyse coronoïde.

[1] BANKART, PYE-SMITH et PHILIPS, *Guy's Hospital Reports*, vol. XIV.

En résumant les trois sortes de faits qui précèdent [1], nous voyons que l'opérateur peut rencontrer dans la gouttière bicipitale interne, au-dessous de l'aponévrose, un plan musculaire surajouté qui lui cachera l'artère et les veines humérales. Les faisceaux qui constituent ce plan musculaire seront généralement obliques, soit de dehors en dedans, soit de dedans en dehors. Ils n'occuperont, le plus souvent du reste, qu'une partie de l'incision cutanée et, s'ils arrêtent l'opérateur quelques instants, ils ne sauraient, sauf quelques cas exceptionnels, le dérouter d'une façon complète. La conduite à tenir est la suivante : isoler et bien reconnaître le faisceau musculaire anormal ; le récliner en dehors ou en dedans s'il est peu développé, et si ses fibres sont longitudinales ; l'inciser sur la sonde cannelée s'il est large et de direction oblique. L'artère est au-dessous de lui.

2° Insertion élevée du rond pronateur avec apophyse sus-épitrochléenne. — Tout autre est la disposition créée par l'insertion élevée du rond pronateur. Cette anomalie peut faire naître pour l'opérateur des difficultés souvent fort sérieuses. Il les surmontera toujours, cependant s'il a bien présentes à l'esprit les notions anatomiques qui vont suivre.

Dans les conditions ordinaires, le rond pronateur s'insère en haut sur l'épitrochlée et sur la partie inférieure du bord interne de l'humérus, dans une étendue qui varie en moyenne de 8 à 15 millimètres. Mais le muscle en question peut, dans des cas anormaux, remonter le long de ce bord jusqu'à 2, 3 et 4 centimètres au-dessus de l'épitrochlée ; et comme cette *insertion élevée* du rond pronateur est liée dans la grande majorité des cas à l'existence d'une *apophyse sus-épitrochléenne*, il est indispensable de décrire préalablement cette formation osseuse surnuméraire.

On donne le nom d'apophyse sus-épitrochléenne *(processus supracondyloïdeus internus* des anatomistes anglais et allemands) à une saillie osseuse qui se développe, environ une fois sur quatre-vingts sujets, sur la partie inférieure de la face interne de l'humérus. Elle est exactement située à égale distance du bord interne et du bord antérieur de cet os, à 60 millimètres environ au-dessus du point le plus saillant de l'épitrochlée, à 63 mil-

[1] Le lecteur trouvera dans les *Anatomical and physiological observations* du professeur J. Struthers, la relation d'un certain nombre de faits relatifs à des muscles anormaux ou surnuméraires, qui, comme dans les observations signalées ci-dessus, recouvraient plus ou moins l'artère humérale dans la moitié inférieure du bras.

limètres au-dessus de la partie la plus inférieure de la poulie humérale, à 52 millimètres au-dessus de l'extrémité supérieure de cette même poulie. Longue de 6 à 18 millimètres, elle revêt la forme d'une petite pyramide triangulaire, aplatie d'avant en arrière, dont la base fait corps avec l'os et dont le sommet se dirige obliquement en bas, en avant et en dedans.

Du sommet mousse et rugueux de cette apophyse part une bandelette fibreuse, la *bandelette sus-épitrochléenne*, qui, continuant la direction de la saillie osseuse, vient se fixer d'autre part sur le bord supérieur de l'épitrochlée, en se confondant plus ou moins avec la cloison intermusculaire interne. Cette bandelette d'une part et, d'autre part, l'apophyse sus-épitrochléenne de l'humérus circonscrivent un orifice, moitié osseux, moitié fibreux, auquel nous donnons le nom d'*orifice* ou d'*anneau sus-épitrochléen*. Cet orifice est l'homologue chez l'homme d'un canal osseux qui existe constamment et sur le même point dans un grand nombre de mammifères, le chat par exemple. Comme chez ces derniers, il donne passage au nerf médian et presque toujours (92 fois sur 100) à une artère. Cette artère est tantôt l'artère humérale tout entière, tantôt (dans le cas de bifurcation prématurée de l'humérale) l'une de ses branches, la cubitale. La radiale passe toujours en dehors de l'apophyse [1].

Pour revenir à notre rond pronateur, ce muscle subit, du fait même de l'apparition d'une apophyse sus-épitrochléenne, une modification importante dans son étendue et ses insertions. Plus large que d'habitude, il s'insère alors, non seulement sur l'épitrochlée, mais encore sur la bandelette sus-épitrochléennne et jusque sur l'apophyse elle-même, soit par l'intermédiaire d'un petit tendon, soit directement par des faisceaux charnus (voy. pl. II, fig. 6, 7, 8 et 9).

Il résulte de la double modification apportée par l'anomalie au trajet de l'artère et à l'extension verticale du carré pronateur, que ce muscle s'étale au devant du vaisseau et le recouvre souvent d'une façon complète. Nous voyons, du même coup, les surprises qui attendent l'opérateur, allant à la rencontre de l'artère par les procédés ordinaires. Après avoir incisé la peau et l'aponévrose le long du bord interne du biceps, il tombera sur une

[1] Voyez, au sujet de cette anomalie, L. TESTUT, L'Apophyse sus-épitrochléenne chez l'homme, vingt-deux observations nouvelles, avec 2 planches en chromolithographie, in *Journ. intern. d'Anatomie et de Physiologie*, 1889, et tirage à part.

nappe musculaire qu'il prendra tout naturellement pour le brachial antérieur, et, alors deux cas pourront se présenter[1] :

*a)* Si l'humérale ne se bifurque qu'au niveau du coude, il ne rencontrera pas d'artère.

*b)* Si l'humérale s'est divisée prématurément, au bras ou dans l'aisselle, en radiale et en cubitale, il trouvera le long du bord interne du biceps une petite artère; et, comme cette artère occupe la situation qu'occupe d'ordinaire l'humérale, il la liera croyant lier l'humérale. En réalité, il n'aura lié que l'une de ses branches, et le but thérapeutique qu'il poursuit ne sera nullement atteint, qu'il s'agisse d'arrêter le sang à la surface d'une plaie ou de l'empêcher d'affluer dans une poche anévrismale. La cubitale, non liée, rétablira facilement la circulation dans le territoire de la radiale.

L'apophyse sus-épitrochléenne étant reconnue, soit avant l'opération à travers la peau, soit pendant l'opération à l'extrémité supérieure de l'incision, quelle conduite devra tenir le chirurgien pour lier l'humérale ou ses branches ? Il convient encore de distinguer deux cas, suivant que l'opérateur, après l'incision, rencontrera ou ne rencontrera pas d'artère :

*Premier cas : Après l'incision de l'aponévrose, on ne trouve pas l'artère.* — Le chirurgien devra d'abord reconnaître le rond pronateur et tout particulièrement le bord externe de ce muscle, lequel se distingue du brachial antérieur par sa direction oblique, et par cet autre fait que ses faisceaux les plus externes s'insèrent sur l'apophyse sus-épitrochléenne. Ce bord reconnu, il le réclinera en dedans ou il l'incisera délicatement sur la sonde cannelée : l'artère est au-dessous.

*Deuxième cas : Après l'incision de l'aponévrose, on trouve une artère, mais une artère plus petite que l'humérale.* — Le chirurgien devra la lier, c'est la radiale. Puis, il ira à la recherche de la cubitale qui, seule dans ce cas, a passé dans l'anneau sus-épitrochléen. Comme précédemment, il réclinera ou incisera le bord externe du rond pronateur : il trouvera l'artère au-dessous.

A ces deux procédés, je préfère de beaucoup le suivant : *prolonger l'incision en haut jusqu'à 2 ou 3 centimètres au-dessus de l'apophyse*

[1] Je fais abstraction, bien entendu, de ces cas excessivement rares (3 pour 100), où le nerf médian seul passe dans l'anneau sus-épitrochléen; dans ces cas, en effet, l'artère occupe en avant du carré pronateur sa situation ordinaire, et sa découverte ne présentera aucune difficulté.

*sus-épitrochléenne*. Au-dessus de cette apophyse, en effet, plus de rond pronateur à inciser ou à récliner : l'artère humérale, si elle est encore entière, se dirige verticalement vers la côté interne de l'apophyse anormale et sa ligature ne présentera aucune difficulté ; si, au contraire, elle est déjà divisée en ses deux branches terminales, ces deux branches cheminent côte à côte dans la même direction, et il sera toujours facile alors de les lier séparément ou de les comprendre toutes les deux dans une même ligature.

L'opérateur devra veiller, cependant, à ne pas léser le nerf médian qui présente avec les vaisseaux des rapports intimes. Ce nerf est situé le plus souvent en dedans de l'artère ou des artères : le respecter sera alors chose facile. Mais il est des cas (le chirurgien devra ne pas l'oublier) où, l'humérale étant déjà divisée, le nerf vient se placer entre l'une et l'autre de ses deux branches. Je signalerai encore, à propos des rapports du nerf médian avec l'artère brachiale, les cas où l'artère se place en arrière du nerf et se trouve complètement recouverte par lui[1].

3° Insertion élevée du rond pronateur sans apophyse sus-épitrochléenne. — Le muscle rond pronateur peut, mais dans des cas très rares, remonter le long de l'humérus sans qu'il existe d'apophyse sus-épitrochléenne appréciable au doigt et recouvrir l'artère comme précédemment. Dans ce cas, l'apophyse sus-épitrochléenne se trouve réduite à une simple empreinte rugueuse ou même est complètement absente, comme le démontre un fait de Nühn et comme je l'ai constaté moi-même dans une observation.

Il convient de rapprocher de ces faits les cas où le rond pronateur se trouve renforcé par un faisceau surnuméraire qui se détache en haut, soit de l'humérus, soit de la cloison inter-musculaire interne, et qui descend alors au devant de l'artère humérale pour rejoindre le rond pronateur et se

[1] Au mois de juillet 1888, on m'apporta au laboratoire un membre supérieur gauche qui avait été utilisé pour les ligatures d'artères. La région du coude, toute mutilée, présentait : 1° une apophyse sus-épitrochléenne divisée en deux tronçons ; 2° une section de l'artère humérale et du nerf médian au-dessous de cette apophyse ; 3° une division irrégulière du rond pronateur et des incisions multiples pratiquées dans l'épaisseur du brachial antérieur. L'élève qui avait essayé de lier l'humérale au pli du coude, avait été évidemment dérouté par l'anomalie : de là, tous les ravages que je viens de signaler et qui n'eussent certainement pas été commis, si l'élève en question avait connu l'apophyse sus-épitrochléenne et les modifications qu'elle apporte dans les rapports anatomiques de l'artère humérale et du rond pronateur.

fusionner avec ce dernier muscle. J'ai représenté, dans la planche XII (figure 40), un fait de cette nature que j'ai observé en janvier 1889 dans mes salles de dissection. Il s'agit, comme le montre la figure indiquée, d'un muscle surnuméraire qui prenait naissance en haut par deux faisceaux distincts sur l'aponévrose inter-musculaire interne. Ces deux faisceaux se fusionnaient ensuite en avant de l'artère humérale, et formaient à partir de ce point un ruban large et épais, lequel se portait obliquement en bas et en dedans, gagnait la face profonde du rond pronateur et finalement se confondait avec ce dernier muscle. L'artère se trouvait ainsi recouverte dans une étendue de 3 centimètres et demi à partir du pli du coude, juste au niveau où se pratique l'incision classique pour la ligature de l'humérale dans cette région.

# II

## LIGATURE DE L'HUMÉRALE AU MILIEU DU BRAS

Au milieu du bras, l'artère humérale longe encore le bord interne du biceps. Une incision de 6 centimètres, pratiquée le long de ce bord interne et intéressant successivement la peau, le tissu cellulaire sous-cutané et l'aponévrose superficielle, met à découvert le vaisseau, dont la ligature ne présente d'ordinaire aucune difficulté.

Après avoir incisé l'aponévrose, l'opérateur peut être arrêté par deux formations musculaires anormales, savoir : le *chef huméral du biceps*, le *long coraco-brachial*.

1° Chef huméral du biceps. — Indépendamment de ses deux portions classiques, les portions coracoïdienne et glénoïdienne, le biceps peut présenter une troisième portion qui prend naissance sur la partie moyenne de l'humérus et le transforme ainsi en un muscle triceps. Ce troisième chef ou chef huméral, que l'on rencontre environ une fois sur dix, rejoint le biceps soit au niveau de son tendon inférieur, soit au niveau de son corps charnu, soit encore, comme nous l'avons vu plus haut, au niveau de son expansion

aponévrotique. Il prend naissance, dans la grande majorité des cas, en dehors de l'artère humérale. Sa présence alors est absolument négligeable en médecine opératoire: il passera le plus souvent inaperçu à tout opérateur qui pratiquera la ligature du vaisseaux. Mais il peut aussi se détacher du bord interne de l'humérus ou du ligament intermusculaire interne, en dedans du paquet vasculo-nerveux par conséquent : il passera alors au-devant de ce dernier pour rejoindre le biceps. Dans ce dernier cas, on le conçoit, l'opérateur, après avoir incisé l'aponévrose, cherchera vainement son artère : l'artère, ses veines satellites et le nerf médian seront cachés par le muscle surnuméraire.

J'ai rencontré deux fois seulement la disposition que je viens de décrire; et, comme mes recherches portent sur un grand nombre de sujets, je la crois assez rare.

Dans le premier cas, que j'ai représenté dans la figure 12, le chef huméral du biceps affectait la forme d'un ruban charnu dans toute son étendue et mesurait 32 millimètres de largeur. Il prenait naissance à la partie moyenne du bras, sur la cloison intermusculaire interne. De là, il passait au-devant du paquet vasculo-nerveux et gagnait la face profonde du tendon du biceps, en suivant un trajet légèrement oblique en bas et en dehors.

Dans le deuxième cas (fig. 11), le chef huméral se détachait à la fois de l'aponévrose intermusculaire interne et de la face antérieure du brachial antérieur par deux faisceaux. Ces deux faisceaux, distincts à leur origine, occupaient l'un le côté interne, l'autre le côté externe du paquet vasculo-nerveux du bras. Ils se fusionnaient presque immédiatement après, interceptant entre eux, pour donner passage à l'artère humérale et au nerf médian, un espace ovalaire qui rappelait assez bien l'anneau du muscle soléaire. Comme le précédent, ce muscle affectait la forme rubanée et suivait un trajet oblique en bas et en dehors ; il présentait cependant une obliquité moins prononcée. Du reste, et c'est ce qui nous intéresse dans l'espèce, il recouvrait le paquet vasculo-nerveux sur une hauteur de 4 centimètres.

Je rapprocherai de ces deux faits une observation du professeur Calori[1], dans laquelle nous voyons un faisceau surnuméraire se détacher de la cloison intermusculaire interne du bras, croiser obliquement l'artère

[1] Calori, *Memorie dell'Accademia dell'Istituto di Bologna*, 1869.

humérale à sa partie moyenne et venir constituer le bord interne du biceps (pl. II, fig. 10). Je rappellerai encore une observation analogue de QUAIN[1] qui a vu un faisceau charnu surnuméraire se détacher de l'humérus au niveau du point où nait d'ordinaire le chef huméral du biceps et rejoindre ce dernier muscle en passant au-devant du paquet vasculo-nerveux.

2° LONG CORACO-BRACHIAL. — Je désigne, avec WOOD, sous le nom de long coraco-brachial un faisceau anormal annexé au coraco-brachial classique, avec lequel il est généralement fusionné à sa partie supérieure, mais dont il peut aussi être complètement distinct. Il est assez commun, dans ce dernier cas, de voir le nerf musculo-cutané passer entre le muscle ordinaire et le muscle surajouté. Quoi qu'il en soit, le long coraco-brachial, parti de l'apophyse coracoïde, en dedans de la masse commune au coraco-brachial et à la courte portion du biceps, se porte en bas et un peu en dedans, croise le paquet vasculo-nerveux et vient s'attacher suivant les cas : 1° sur le bord interne de l'humérus, à 2 ou 3 centimètres au-dessus de l'épitrochlée; 2° sur l'aponévrose intermusculaire interne, à la même hauteur ; 3° sur l'apophyse sus-épitrochléenne, quand elle existe (WOOD, moi-même) ; 4° enfin sur l'épitrochlée, immédiatement au-dessus du rond pronateur.

Je figure ici deux cas de long coraco-brachial observés dans mes salles de dissection :

Le premier (pl. IV, fig. 15) nous présente un faisceau musculaire bien nourri, se séparant de la partie supérieure du coraco-brachial et venant se fixer sur l'aponévrose intermusculaire interne, à 3 centimètres au-dessus de l'épitrochlée. Le second (pl. III, fig. 13) nous montre un faisceau un peu plus grêle, se détachant du quart supérieur du coraco-brachial, se portant comme le précédent obliquement en bas et en dedans, et venant se fixer par l'intermédiaire d'un long tendon sur le sommet d'une apophyse sus-épitrochléenne. Dans l'un et l'autre cas, le muscle anormal passait au-devant du paquet vasculo-nerveux et le recouvrait dans une grande partie de son étendue.

En résumé, l'artère humérale peut être recouverte au milieu du bras par un faisceau musculaire anormal, oblique en bas et en dehors s'il s'agit d'un chef huméral du biceps, oblique en bas et en dedans, s'il s'agit d'un

[1] QUAIN, *The anatomy of the arteries of the human body*, London, 1844.

long coraco-brachial. La conduite à tenir, en pareil cas, me paraît être la suivante : le faisceau anormal étant bien reconnu, le récliner, s'il présente une direction se rapprochant de la verticale ; l'inciser sur la sonde cannelée s'il se rapproche de la direction transversale. L'artère est au-dessous, occupant sa situation ordinaire.

# III

## LIGATURE DE L'ARTÈRE AXILLO-HUMÉRALE SOIT A LA PARTIE SUPÉRIEURE DU BRAS, SOIT DANS L'AISSELLE

Ici encore l'artère est immédiatement située au-dessous de l'aponévrose. Une incision, pratiquée suivant notre ligne d'opération, met à nu le bord postérieur du coraco-brachial et du même coup le nerf médian qui longe ce bord : l'artère est placée immédiatement en arrière du nerf.

Anormalement, le chirurgien peut rencontrer sur son chemin, jetées au-devant du paquet vasculo-nerveux, quatre formations musculaires, savoir : un *faisceau surnuméraire du coraco-brachial*, l'*arc axillaire*, le *costo-coracoïdien*, le *chondro-épitrochléen*.

1° Faisceau surnuméraire du coraco-brachial. — Ce faisceau détaché soit de l'apophyse coracoïde, soit de la masse même du muscle coraco-brachial peut descendre jusqu'au voisinage de l'épitrochlée et constituer alors un long coraco-brachial, formation déjà étudiée, à propos de la ligature de l'humérale au milieu du bras. Les difficultés créées par un long coraco-brachial volumineux sont ici les mêmes que précédemment et nous ne saurions y revenir sans tomber dans des redites inutiles. Mais, dans certains cas, le faisceau surnuméraire en question peut ne pas dépasser la partie moyenne du bras : il s'insère alors sur l'aponévrose intermusculaire interne ou même sur l'aponévrose du biceps, en croisant obliquement le paquet vasculo-nerveux et en le recouvrant dans une étendue variable suivant ses dimensions en largeur. Des observations de cette nature ont été signalées par STRUTHERS et par MACALISTER. Mais j'ai vainement cherché, dans la littérature anatomique, la description d'un muscle aussi étendu que celui que j'ai rencontré pendant le semestre d'hiver de 1885-1886, dans les salles de dissection de la Faculté. C'était une large lame musculaire (pl. III, fig. 14), charnue dans toute son étendue, qui se séparait du côté interne du coraco-brachial et s'étalait d'une façon continue au-devant du nerf médian et de l'artère axillo-humérale. Les fibres qui constituaient ce faisceau surnuméraire suivaient toutes une direction oblique en bas et en dedans et venaient se terminer, en partie sur l'aponévrose intermusculaire interne, en partie sur l'aponévrose du vaste interne. La portion de l'artère cachée par lui mesurait 7 centimètres, à partir du bord supérieur du grand dorsal. Les vaisseaux et les nerfs de la région ne présentaient, du reste, aucune anomalie.

Tout récemment, M. GIURIA[1] a rencontré une disposition analogue, quoique le faisceau anormal qu'il figure me paraisse à la fois moins épais et moins étendu : comme dans mon observation, le paquet vasculo-nerveux du bras était entièrement recouvert par les faisceaux musculaires anormaux dans la plus grande partie de son tiers supérieur.

2° ARC AXILLAIRE. — On donne le nom d'arc axillaire (*Achselbogen* de LANGER) à un faisceau musculaire aplati, le plus souvent triangulaire, dont la base prend naissance sur la portion axillaire du grand dorsal et dont le sommet, plus ou moins tronqué, vient se continuer avec le feuillet postérieur du tendon du grand pectoral, au niveau du point où le tendon vient s'attacher à la coulisse bicipitale. Son attache au grand dorsal se trouve le plus souvent sur le tendon lui-même. Mais le muscle peut se détacher aussi de la portion charnue, un peu en arrière du tendon, et, dans ce cas, une intersection aponévrotique sépare généralement le muscle normal du muscle surnuméraire. C'est à tort cependant que LUSCHKA considère cette intersection comme constante : dans deux cas, au moins, j'ai vu des faisceaux musculaires passer directement du grand dorsal dans l'arc axillaire.

Au point de vue de sa constitution anatomique, l'arc axillaire peut être charnu dans toute son étendue ; mais le plus souvent son extrémité externe ou extrémité humérale est transformée en un tendon, soit aplati, soit cylin-

[1] GIURIA, *Atti della R. università de Genova*, vol. X, 1886, Tavola V, fig. 2.

drique. Dans un cas, je l'ai vu tendineux à ses deux extrémités ; sa partie moyenne seule était constituée par des fibres charnues et affectait la forme d'un fuseau, légèrement aplati dans le sens transversal.

L'arc axillaire ne se termine pas toujours *(formes complètes)* sur le tendon du grand pectoral. On le voit s'insérer aussi *(formes incomplètes)*: 1° sur l'aponévrose axillaire ; 2° sur l'aponévrose qui recouvre le biceps ; 3° sur l'aponévrose qui recouvre le coraco-brachial ; 4° sur le bord inférieur du petit pectoral ; 5° dans le fond de la coulisse bicipitale. Enfin, à côté de l'arc axillaire peuvent se développer quelques autres faisceaux surnuméraires de provenances diverses, lesquels se contentent de passer à côté de lui ou bien viennent le renforcer. Parmi ces faisceaux surajoutés, les plus intéressants sont certainement ceux qui, suivant un trajet inverse au faisceau de LANGER, se rendent du grand pectoral au grand dorsal. MECKEL et RÜDINGER ont rapporté chacun un exexemple de cette disposition.

Je figure ici trois observations d'arc axillaire. — Dans la *première* (pl. V, fig. 20) on voit un faisceau charnu, à la fois large et épais, se séparer du bord supérieur du grand dorsal, croiser transversalement d'abord le paquet vasculo-nerveux de l'aisselle, croiser ensuite le coraco-brachial et le biceps et finalement venir se fusionner par un tendon aplati avec le tendon du grand pectoral. — Dans la *deuxième observation* (pl. V, fig. 21), l'arc axillaire se détache comme précédemment du bord supérieur du grand dorsal et se termine à quelques centimètres au delà de son origine sur un tendon aplati, lequel s'épanouit sur l'aponévrose qui recouvre le coraco-brachial et la courte portion du biceps. Il croise à angle droit, comme dans le cas précédent, le paquet vasculo-nerveux de l'aisselle et se trouve traversé lui-même par un rameau perforant latéral du troisième nerf intercostal. — Dans la *troisième observation* (pl. IV, fig. 16), l'arc axillaire, large de 2 centimètres, long de 4 centimètres et demi, se termine à la face profonde du grand pectoral et reçoit sur son bord supérieur le faisceau abdominal du grand pectoral, large d'un centimètre et demi.

Quoi qu'il en soit de la morphologie toujours très variable de l'arc axillaire, ce faisceau musculaire anormal forme entre le grand dorsal et le grand pectoral, une espèce de pont, au-dessous duquel passent : 1° la longue portion et la courte portion du biceps ; 2° le muscle coraco-brachial ; 3° la veine axillaire ; 4° l'artère axillaire ; 5° le nerf médian ; 6° le nerf musculo-cutané ; 7° le nerf cubital ; 8° le brachial cutané interne et son accessoire. On conçoit sans peine les difficultés que peut faire naître la présence inattendue de ce muscle pour la ligature de l'artère axillaire. MALGAIGNE se trouva un jour très embarrassé en présence d'un sujet qui offrait cette anomalie et sur lequel il cherchait à lier cette artère : « Au-dessous de l'aponévrose, dit-il, je tombai sur un faisceau musculaire, rouge, épais, que je pris pour le coraco-brachial ; en conséquence, je découvris son bord interne ; mais je fus surpris de ne trouver en dedans ni nerfs, ni artère. C'était un faisceau anormal qui, détaché du bord externe du grand dorsal, venait croiser obliquement l'aisselle pour se réunir au tendon du grand pectoral. L'obliquité de la direction me remit dans la voie ; je le divisai en travers et, au-dessous de lui, tous les rapports étaient à l'état normal. »

Telle est, en effet, la conduite qu'aura à tenir le chirurgien en présence de l'arc axillaire de LANGER. Ce muscle une fois reconnu — et la direction transversale de ses fibres empêchera toujours de le confondre avec le coraco-brachial dont les fibres sont longitudinales — ce muscle, dis-je, une fois reconnu, il faudra le soulever et l'inciser sans crainte sur la sonde cannelée : au-dessous de lui, on trouvera le coraco-brachial, le nerf médian et l'artère axillaire dans leurs rapports normaux.

3° COSTO-CORACOÏDIEN. — Le muscle costo-coracoïdien de WOOD est un faisceau, généralement aplati, s'étendant de l'une ou l'autre des 6°, 7°, 8°, 9°, 10° côtes à l'apophyse coracoïde ou à l'aponévrose qui recouvre le coraco-brachial. Lorsque ce muscle anormal se détache de la 6° ou de la 7° côte, il s'applique à la face profonde du grand pectoral et passe le plus souvent inaperçu dans la ligature de l'artère axillaire. Mais lorsqu'il prend naissance sur les côtes suivantes, il suit plus particulièrement le bord externe du grand dorsal et présente alors avec le paquet vasculo-nerveux les mêmes relations que l'arc axillaire de LANGER.

Le muscle costo-coracoïdien peut se détacher encore du grand dorsal. J'ai figuré à la planche IV (fig. 17) un faisceau costo-coracoïdien, qui se détachait du bord externe du grand dorsal et qui coexistait avec un faisceau chondro-épitrochléen.

4° CHONDRO-ÉPITROCHLÉEN. — Le chondro-épitrochléen *(chondro-epitrochlearis* de WOOD) est une bande musculaire longeant le bord externe du grand pectoral, dont elle est séparée, dans toute son étendue ou seulement dans ses portions externes, par un interstice celluleux plus ou moins marqué. Il peut naître des 4$^{e}$, 5$^{e}$ et 6$^{e}$ côtes ou bien de l'aponévrose abdominale. En atteignant l'humérus, il se jette sur un tendon, d'abord évasé, bientôt cylindrique, lequel vient se fixer sur l'épitrochlée, en croisant obliquement l'artère humérale et en présentant des rapports plus ou moins intimes avec la cloison intermusculaire interne.

Telle est la disposition la plus ordinaire du chondro-épitrochléen. Bien constitué, ce muscle ne saurait apporter aucune entrave à la ligature de l'artère axillo-humérale et je ne l'aurais certes pas mentionné ici, s'il n'était susceptible : 1° de recevoir un faisceau charnu de renforcement émanant du coraco-brachial, comme l'a vu Perrin ; 2° de présenter au lieu et place de son tendon épitrochléen un véritable corps musculaire, comme j'en ai observé un exemple, en novembre 1877, dans les salles de dissection de la Faculté (pl. IV, fig. 18). Dans l'un et l'autre cas, un corps musculaire anormal, dirigé obliquement de haut en bas et de dehors en dedans, croise l'artère brachiale et peut, s'il est tant soit peu volumineux, arrêter l'opérateur ou tout au moins le surprendre. Sur le sujet observé par moi et représenté dans la planche IV, le muscle surnuméraire, plus développé qu'il ne l'est d'habitude, recouvrait entièrement l'artère humérale dans les deux tiers supérieurs du bras.

En présence d'un muscle costo-coracoïdien ou chondro-épitrochléen, le chirurgien devra tenir la même conduite que pour l'arc axillaire : il devra écarter le muscle surnuméraire, et, si cela ne suffit pas, la couper en travers. Au-dessous de lui, il trouvera l'artère humérale, occupant sa situation ordinaire.

## IV

## LIGATURE DE L'AXILLAIRE, AU-DESSOUS DE LA CLAVICULE

La ligature de l'axillaire au-dessous de la clavicule se pratique dans la partie externe du triangle clavi-pectoral, c'est-à-dire, dans cette région de forme triangulaire qui a pour sommet l'apophyse coracoïde, pour bord supérieur le muscle sous-clavier, et pour bord inférieur le petit pectoral.

Pour découvrir le vaisseau, on pratique à un centimètre au-dessous de la clavicule et parallèlement à elle une incision transversale de six à huit centimètres de longueur, et on divise successivement, soit avec le bistouri, soit avec la sonde cannelée : la peau, le tissu cellulaire sous-cutané, le muscle grand pectoral et, enfin, l'aponévrose clavi-pectorale qui s'étend de haut en bas de la gaine du sous-clavier au bord supérieur du petit pectoral.

Toutes les formations musculaires anormales qui se développeront dans le triangle clavi-pectoral, au lieu et place de l'aponévrose en question, pourront embarrasser l'opérateur et doivent être connues de lui. Ces formations anormales sont au nombre de trois : 1° un *faisceau surnuméraire du petit pectoral ;* 2° le *faisceau coracoïdien du sous-clavier ;* 3° le *pectoralis minimus* de GRUBER.

1° FAISCEAU SURNUMÉRAIRE DU PETIT PECTORAL. — Le petit pectoral se détache habituellement des 3e, 4e et 5e côtes. Mais il n'est pas extrêmement rare de le voir remonter jusqu'à la première et diminuer ainsi l'étendue verticale du triangle clavi-pectoral. Je l'ai vu dans deux ou trois cas s'insérer par quelques faisceaux jusque sur l'aponévrose du deuxième espace intercostal et réduire ainsi le triangle en question à un interstice presque linéaire (pl. IV, fig. 19). Si on avait eu à pratiquer, sur les sujets porteurs de ces anomalies, la ligature de l'axillaire, on aurait naturellement rencontré cette nappe musculaire anormale qui, inattendue, aurait pu créer des difficultés sérieuses.

2° FAISCEAU CORACOÏDIEN DU SOUS-CLAVIER. — A l'état normal, le muscle sous-clavier s'insère en dehors sur la face inférieure de la clavicule. Anormalement il s'étend jusqu'à l'apophyse coracoïde. Cette insertion coracoïdienne que j'ai observée sur un grand nombre de sujets, présente sans doute des variétés nombreuses. Mais toutes ces variétés ont pour résultat commun de rétrécir par en haut le triangle clavi-pectoral et de disposer un faisceau tendineux ou musculaire sur un point où, dans les conditions normales, se trouve une simple aponévrose.

Dans bien des cas, c'est un simple faisceau fibreux qui se détache de la gaine du sous-clavier et qui vient s'implanter sur le bord interne de l'apophyse coracoïde. D'autre fois, le tendon coracoïdien fait suite, non plus à l'aponévrose sous-clavière, mais à un faisceau charnu, continuant le bord antérieur du sous-clavier. Enfin, j'ai vu, dans un cas, le muscle sous-clavier s'attacher presque tout entier à l'apophyse coracoïde ; quelques fibres seulement, situés à la partie postérieure, s'arrêtaient à la clavicule. Deux cas semblables ont été rapportés, l'un par BÖHMER, l'autre par SANDIFORT.

Je crois devoir rapprocher de ces faits : 1° une observation de SCHEPHERD, qui a vu un faisceau musculaire s'étendre directement du premier cartillage costal à l'apophyse coracoïde *(long sous-clavier)* ; 2° le cas observé par A. KÖLLIKER, dans lequel l'extrémité externe du sous-clavier s'étalait, des deux côtés, en une large lame musculaire qui s'insérait sur l'apophyse coracoïde.

3° PECTORALIS MINIMUS. — Ce faisceau surnuméraire, qui a été particulièrement bien décrit par le professeur WENZEL GRUBER, prend naissance sur la première côte, un peu en dehors du ligament costo-claviculaire, et aussi sur la poignée du sternum. De là, il se porte en dehors, chemine entre le sous-clavier et le petit pectoral, et vient se fixer comme ce dernier sur le bord interne de l'apophyse coracoïde.

Lorsque l'opérateur, marchant à la rencontre de l'artère axillaire, trouvera au-dessous du grand pectoral, au lieu et place de l'aponévrose clavi-pectorale, l'un quelconque des trois faisceaux surnuméraires que je viens de décrire, il devra le récliner ou l'inciser : l'artère est au-dessous, à sa place ordinaire.

## V

## LIGATURE DE LA SOUS-CLAVIÈRE EN DEHORS DES SCALÈNES ET ENTRE LES SCALÈNES

Le champ d'opération pour la ligature de la sous-clavière en dehors des scalènes est la base du triangle sus-claviculaire. Une incision de 7 centimètres pratiquée à 1 centimètre au-dessus de la clavicule et parallèlement à cet os, entre le sterno-cléido-mastoïdien et le trapèze, nous conduira sur le vaisseau en intéressant successivement la peau, le peaucier, l'aponévrose cervicale superficielle et l'aponévrose cervicale moyenne.

Au-dessous de l'aponévrose, l'opérateur peut être surpris par de nombreux faisceaux surnuméraires dont la direction peut être, suivant les cas, verticale, transversale ou oblique. Ces faisceaux appartiennent à l'une ou l'autre des six anomalies suivantes : *extension en avant du muscle trapèze; muscle cléido-occipital; cléido-hyoïdien surnuméraire; insertion claviculaire de l'omo-hyoïdien ; cléido-transversaire ; muscle sus-claviculaire.*

1° Extension en avant du muscle trapèze. — Les insertions claviculaires du trapèze occupent d'ordinaire le tiers externe de la clavicule. Mais il n'est pas rare de les voir s'avancer du côté du sterno-cléido-mastoïdien et rétrécir d'autant l'aire du triangle sus-claviculaire. J'ai vu plusieurs fois le trapèze n'être séparé du sterno-cléido-mastoïdien normal que par une distance de deux ou trois centimètres. J'ai même vu, sur un sujet nègre (pl. VI, fig. 23) les deux muscles arriver au contact, le triangle sus-claviculaire n'existant pas. Nous trouvons des observations analogues rapportées par Blandin, Gruber, M. Whinnie, Hallet, Wood. Dans les cas de ce genre, des orifices plus ou moins étendus sont ménagés entre le bord inférieur du muscle et la clavicule pour donner passage à la veine jugulaire et aux filets cutanés du plexus cervical.

Lorsque, sans atteindre le sterno-cléido-mastoïdien, le trapèze dépasse en avant les limites de la veine jugulaire externe, on voit une arcade fibreuse, en forme d'anse, former avec le bord postérieur de la clavicule un large anneau, à travers lequel passe la veine précitée pour rejoindre le tronc veineux profond dont elle est tributaire. Jai observé trois fois, dans mes salles de dissection, cette singulière disposition que j'ai fait représenter dans la planche VI (fig. 22). Mais elle a été décrite et figurée avant moi par Quain [1], par M. Flesch [2] et par Walsham [3].

2° Cléido-occipital. — Le cléido-occipital est un muscle surnuméraire qui apparaît en arrière du sterno-cléido-mastoïdien, dans la partie antérieure par conséquent du triangle sus-claviculaire. Signalé depuis longtemps

[1] Quain *(loc. cit.)*.

[2] M. Flesch, *Varietäten Beobachtungen aus den Præparissaale zu Wurzburg*, 1879, p. 14.

[3] Walsham, *St-Bartholomew's Hospital Reports*, 1880, p. 82.

déjà par Sœmmering et particulièrement bien décrit en 1869 par Wood, le cléido-occipital se présente généralement sous la forme d'un ruban musculaire, longeant le bord postérieur du sterno-cléido-mastoïdien dont il est séparé le plus souvent par un interstice cellulaire, mais avec lequel il peut aussi se confondre dans une certaine étendue. Il se détache de la face supérieure ou du bord postérieur de la clavicule et vient se fixer par son autre extrémité, sur la ligne occipitale supérieure entre le sterno-cléido-mastoïdien et le trapèze. Il n'est pas rare de le voir se confondre à ce niveau avec ce dernier muscle.

Sa largeur est fort variable : je l'ai vu le plus souvent osciller entre 8 et 15 millimètres; mais elle peut n'avoir que 4 millimètres, comme aussi elle peut dépasser 2 centimètres. J'ai vu, dans un cas (pl. VII, fig. 24), le muscle cléido-occipital occuper presque toute l'étendue du triangle sus-claviculaire.

Walsham a rencontré, en 1881, dans les salles de dissection de *St-Bartholomew's Hospital*, un cléido-occipital qui s'insérait au crâne comme à l'ordinaire et se divisait, à deux pouces au-dessous, en deux portions distinctes : la portion antérieure s'insérait à la partie moyenne de la clavicule, à un pouce en arrière du cléido-mastoïdien; la portion postérieure croisait verticalement le triangle sus-claviculaire, rejoignait la clavicule au niveau du bord antérieur du trapèze et s'y fixait.

3° Cléido-hyoïdien surnuméraire. — Je comprends sous ce nom tous les faisceaux anormaux qui se détachent de la partie moyenne de la clavicule et rejoignent le sterno-cléido-hyoïdien pour se confondre avec lui. Ils se présentent le plus souvent sous la forme de rubans aplatis et minces, mesurant de 1 à 3 centimètres de largeur. Du reste, la réunion des deux muscles s'effectue suivant deux modes différents : tantôt le faisceau musculaire, marchant obliquement en haut et en dedans à la rencontre du muscle normal, atteint ce dernier à la hauteur de son tiers supérieur et se confond graduellement avec lui (pl. VIII, fig. 27); tantôt, suivant un trajet plus oblique et plus court, il aborde le sterno-cléido-hyoïdien à la hauteur de son tiers moyen et se réunit à lui au niveau d'une intersection aponévrotique qui existe presque toujours dans ce cas (pl. VIII, fig. 26).

Dans l'un et dans l'autre cas, le faisceau cléido-hyoïdien surnuméraire occupe une portion de l'aire de notre triangle sus claviculaire et il sera nécessairement mis à nu par l'instrument allant à la rencontre de l'artère sous-clavière.

4° Insertion claviculaire du muscle omo-hyoïdien. — Cette anomalie comporte deux groupes de faits : 1° des faits dans lesquels un omo-hyoïdien, normal d'ailleurs, reçoit de la clavicule un faisceau de renforcements, faits déjà signalés à propos du cléido-hyoïdien surnuméraire (fig. 29) ; 2° des faits dans lesquels l'omo-hyoïdien tout entier, se déplaçant en dedans, vient s'attacher sur la clavicule (fig. 28). L'omo-hyoïdien inséré à la clavicule peut même se compliquer de la présence d'un cléido-hyoïdien surnuméraire, comme le montre la figure 26.

Dans l'un et dans l'autre cas, l'attache claviculaire de l'omo- hyoïdien se fait le plus souvent à la partie moyenne du bord postérieur de la clavicule en plein triangle sus-claviculaire. C'est là, dans le sujet qui nous occupe, le point le plus intéressant de cette anomalie.

Nous ajouterons que ces faisceaux cléido-hyoïdiens, renforçant ou remplaçant l'omo-hyoïdien, acquièrent parfois des dimensions considérables : sur un sujet que j'ai disséqué en 1880, j'ai vu le muscle en question mesurer 5 centimètres de largeur à son extrémité inférieure. Il rétrécissait considérablement, on le conçoit, le triangle sus-claviculaire. Wood et Charles Richet (*Bull. de la Soc. anat.*, 1873, p. 173) ont rencontré également des faisceaux cléido-hyoïdiens très volumineux et modifiant profondément, au point de vue chirurgical, la région omo-claviculaire.

5° Cléido-transversaire. — Le muscle cléido-transversaire (*cléido-trachélien, levator claviculæ* de certains auteurs) a généralement la forme d'un triangle à sommet supérieur, traversant d'arrière en avant et de bas en haut le triangle sus-claviculaire. Il s'insère en bas sur le bord postérieur et la face supérieure de la clavicule, entre le sterno-cléido-mastoïdien et le trapèze ; il est plus rapproché, dans la majorité des cas, de ce dernier muscle que du premier. Quant à son insertion supérieure, elle se fait, suivant les cas, sur l'atlas, sur l'axis ou même sur les apophyses transverses situées au-dessous ; ces insertions transversaires se font presque toujours à l'aide de tendons très grêles.

Bien que le cléido-transversaire se rencontre une fois sur quarante ou sur soixante sujets, d'après les statistiques de Wood et de Macalister (j'estime pour ma part que sa fréquence est beaucoup moins considérable !), je n'ai jamais observé ce muscle qu'une seule fois (pl. VII, fig. 25). Il naissait de la partie moyenne de la clavicule, dans une étendue de 3 centimètres, par des fibres aponévrotiques excessivement courtes ; ses faisceaux antérieurs étaient séparés du muscle cléido-mastoïdien par un intervalle de 1 centimètre; un intervalle double le séparait du trapèze. De leur origine claviculaire, les faisceaux charnus se portaient en haut et un peu en arrière et venaient s'insérer, par un tendon long et grêle, sur le tubercule antérieur de l'apophyse transverse de la troisième vertèbre cervicale. J'ai observé ce muscle sur le côté gauche ; le côté droit n'en présentait aucune trace.

6° MUSCLE SUS-CLAVICULAIRE. — Le professeur LUSCHKA a donné ce nom *(Musc. supraclavicularis)* à un faisceau musculaire transversal ou plutôt ansiforme, qui part de l'extrémité interne de la clavicule, en avant des attaches du sterno-cléido-mastoïdien, et qui vient s'attacher en dehors vers l'extrémité acromiale du même os, entre le trapèze et le deltoïde. Ce muscle, tendineux à ses deux extrémités, charnu à sa partie moyenne, décrit une légère courbe à concavité inférieure ; il est contenu dans un dédoublement de l'aponévrose cervicale superficielle qu'il doit tendre toutes les fois qu'il se contracte, d'où le nom de *tensor fasciæ colli* qu'on lui donne quelquefois. Nous en devons deux cas à GRUBER, un à BARDELEBEN, un quatrième à KNOTT. DUBAR en a signalé un nouveau cas en 1880, sous le nom de muscle *ansiforme sus-claviculaire ;* comme dans les cas précédents, ce muscle décrivait au-dessus de la clavicule une anse à concavité inférieure, s'insérait par ses deux extrémités sur les deux extrémités de la clavicule et se trouvait contenu dans une gaine aponévrotique dépendant de l'aponévrose cervicale superficielle.

J'ai vainement cherché jusqu'en 1885 le muscle sus-claviculaire de LUSCHKA. Depuis cette époque, j'ai eu l'occasion d'en observer deux cas.

Le *premier* m'a été offert, pendant le semestre 1885-1886, par un sujet disséqué dans le laboratoire d'anatomie de Lille, où j'étais alors professeur. Les notes que j'ai prises à ce sujet ont été égarées ; tout ce qu'il en reste dans mon souvenir, c'est qu'il s'attachait en dedans sur l'extrémité interne de la clavicule et qu'il s'arrêtait en dehors, à deux ou trois travers de doigt de l'extrémité externe du même os. Il était, du reste, charnu à sa partie moyenne, tendineux à l'une et à l'autre de ses extrémités.

Le *deuxième cas* m'a été présenté tout récemment par l'un de mes prosecteurs, M. CONDAMIN[1], qui l'avait rencontré justement en faisant pratiquer sur un cadavre la ligature de l'artère sous-clavière : il est représenté dans la planche IX, figure 30. M. CONDAMIN a bien voulu, sur ma demande, joindre à la pièce anatomique en question une note sommaire que je transcris textuellement :

« En pratiquant sur le cadavre la ligature de l'artère sous-clavière en dehors du scalène antérieur, l'un de mes élèves me montra, après avoir incisé la peau et l'aponévrose superficielle, un petit muscle étendu transversalement dans le creux sus-claviculaire, et me demanda si c'était le ventre postérieur de l'omo-hyoïdien. Ne trouvant pas que ce muscle présentât les rapports de l'omo-hyoïdien, j'en fis soigneusement la dissection.

« Je me mis à chercher tout d'abord l'omo-hyoïdien, que je trouvais à sa place ordinaire, au-dessus de l'incision qui avait été faite. Puis je disséquai le muscle anormal. Il offrait une insertion interne tendineuse sur la clavicule, à 4 centimètres de l'articulation sterno-claviculaire. De là, il se dirigeait en dehors pour aller se fixer par des fibres tendineuses et des fibres musculaires sur la partie externe de la clavicule.

« Tout le bord supérieur de ce muscle sus-claviculaire se continuait avec l'aponévrose cervicale moyenne qu'elle semblait tendre de haut en bas. L'aponévrose se continuait également au-dessous du muscle jusqu'à la clavicule, de telle sorte que le faisceau musculaire en question se trouvait pour ainsi dire situé dans un dédoublement de l'aponévrose cervicale moyenne. »

Je n'ai rien voulu changer à la note de M. CONDAMIN : elle nous montre clairement, en effet, les difficultés créées à l'opérateur par l'anomalie musculaire. De fait, l'artère sous-clavière ne fut mise à découvert qu'après une véritable dissection du triangle sus-claviculaire.

En résumé, le triangle sus-claviculaire peut être occupé ou même comblé par une foule de faisceaux musculaires surajoutés. Ces faisceaux, suivant la variété à laquelle ils appartiennent, affecteront une direction verticale, transversale ou ansiforme, oblique en haut et en dedans, oblique en haut et en dehors. D'autre part, tous ces faisceaux se détachent de la cla-

[1] La pièce est déposée dans les collections du laboratoire.

vicule ou longent le bord supérieur de cet os (muscle sus-claviculaire) et seront fatalement mis à nu par l'incision classique, que l'on pratique au-dessus de la clavicule pour lier l'artère sous-clavière. L'opérateur ne confondra jamais ces faisceaux avec le peaucier qui est placé immédiatement sous la peau. Il ne les confondra pas davantage avec le scalène antérieur, qui est beaucoup plus profond et qui, du reste, descend en arrière de la clavicule, au lieu de s'insérer sur elle. Ces faisceaux une fois reconnus, il les incisera hardiment : rien au-dessous d'eux ne sera changé, et il terminera son opération suivant les procédés ordinaires.

# VI

## LIGATURE DE LA MAMMAIRE INTERNE

L'artère mammaire interne, branche de la sous-clavière, descend verticalement en arrière des cartilages costaux, à 8, 9 ou 10 millimètres en dehors du sternum. Elle est accessible seulement dans la partie interne des espaces intercostaux. Qu'on pratique dans ces espaces une incision transversale ou oblique, les différents plans que devra traverser l'opérateur pour arriver sur l'artère sont : la peau, le tissu cellulaire sous-cutané, l'aponévrose superficielle, les fibres d'origine du grand pectoral, la lame fibreuse qui prolonge jusqu'au sternum le muscle intercostal externe, enfin le muscle intercostal interne.

Anormalement, il peut exister dans notre champ d'opération deux plans musculaire anormaux : l'un en arrière du grand pectoral, l'autre en avant de ce muscle.

1° *En arrière du grand pectoral*, l'opérateur peut rencontrer, au lieu et place de l'aponévrose de l'intercostal externe, de véritables faisceaux charnus prolongeant ce dernier muscle jusqu'au bord du sternum. Ces faisceaux surajoutés seront toujours faciles à reconnaître en raison de leur situation, et aussi en raison de leur direction oblique en bas et en dedans. L'opérateur se gardera bien de les confondre avec les faisceaux de l'intercostal interne qui sont plus profonds et affectent une direction contraire. Il les incisera en travers, et, reconnaissant au-dessous le muscle intercostal interne, il achèvera l'opération suivant le procédé classique.

2° *En avant du grand pectoral*, entre l'aponévrose superficielle et la peau, l'opérateur peut être surpris par un muscle presternal (fig. 31, 32 et 33). Ce muscle, très variable dans sa forme, ses dimensions et son étendue [1], s'étend, dans la plupart des cas, de la poignée du sternum aux insertions thoraciques du grand droit de l'abdomen. En haut, il prend naissance le plus souvent sur le tendon du sterno-cléido-mastoïdien, avec lequel il se confond d'une façon plus ou moins complète; mais il peut se détacher aussi de la face antérieure du sternum ou même du tissu conjonctif interfasciculaire situé dans l'épaisseur du grand pectoral. En bas, il s'insère, suivant cas, sur les cartilages costaux des 5e, 6e ou 7e côtes, sur l'aponévrose du grand oblique, soit en dehors du muscle grand droit, soit en avant de ce muscle, sur la paroi antérieure de sa gaine par conséquent, etc., etc.

Quoi qu'il en soit de ses insertions, il descend au-devant des faisceaux sternaux du grand pectoral, en suivant un trajet vertical ou légèrement oblique. Il apparaîtra donc bien certainement, si son développement est suffisant, dans le champ de l'incision que nécessite la ligature de la mammaire interne.

Au point de vue de sa constitution anatomique, il est charnu à sa partie moyenne, tendineux à ses deux extrémités. Ses dimensions, d'autre part, sont très variables : tantôt c'est un faisceau très grêle, ou même un simple filament; tantôt c'est un véritable muscle, large et bien nourri, rubané ou fusiforme, mesurant 2, 3 et 4 centimètres de largeur. Exceptionnellement il acquiert des dimensions plus considérables : il présentait 7 centimètres de largeur dans un cas observé par JŒSSEL.

Le presternal se reconnaîtra toujours à la direction verticale de ses aisceaux, qui croisent sous un angle plus ou moins ouvert les faisceaux sous-jacents du grand pectoral. Toutes les fois qu'il se montrera sous le bistouri, opérant dans cette région, on devra l'inciser en travers : on rencontrera au-dessous de lui le grand pectoral, et on ira alors à la recherche de l'artère en suivant les règles ordinaires.

[1] L. TESTUT, Le Muscle presternal et sa signification anatomique, in *Journ. de l'Anatomie*, 1880.

# VII

## LIGATURE DE LA POPLITÉE

L'artère poplitée, d'abord oblique, puis verticale, s'applique dans toute son étendue à la face profonde du creux poplité. Elle baigne au milieu d'une couche épaisse de tissu cellulo-graisseux, recouverte à la fois par la veine homonyme qui la déborde légèrement en dehors, et par le nerf sciatique poplité interne qui occupe lui-même le côté postérieur et externe de la veine.

Pour arriver sur l'artère poplitée, on pratique d'ordinaire (FARABEUF) dans l'axe du creux poplité une incision de 10 centimètres, s'arrêtant en bas au niveau du pli du jarret. Cette incision intéresse successivement la peau, le tissu cellulaire sous-cutané, l'aponévrose superficielle, le tissu cellulaire sous-aponévrotique. Elle ne rencontre aucun muscle dans les conditions ordinaires. Mais, dans certains cas anormaux, l'instrument, après avoir incisé l'aponévrose poplitée, peut mettre à découvert un certain nombre de faisceaux musculaires qui lui barrent le chemin de l'artère.

Tous ces faisceaux, je le répète, sont situés au-dessous de l'aponévrose et peuvent prendre place dans l'un des trois groupes suivants : 1° *faisceaux tenseurs de l'aponévrose jambière*; 2° *faisceau accessoire des gastro-cnémiens;* 3° *faisceau accessoire du poplité.*

1° FAISCEAUX TENSEURS DE L'APONÉVROSE JAMBIÈRE. — Je comprends sous cette dénomination générique un certain nombre de faisceaux surnuméraires, moitié charnus, moitié aponévrotiques, qui se détachent du muscle biceps, descendent dans le creux poplité et le traversent de haut en bas pour se terminer, soit sur l'aponévrose jambière, soit sur le tendon d'Achille.

KELCH le premier a vu se détacher du bord interne de la longue portion du biceps, avant sa réunion à la courte portion, un faisceau musculaire qui se jetait sur un tendon long et grêle, lequel venait à son tour se fusionner avec le tendon d'Achille.

GRUBER rapporte trois faits analogues observés par lui-même et que je résumerai ici en peu de mots. — Dans le *premier cas*, il s'agit d'un faisceau surnuméraire détaché de la face antérieure de la longue portion du biceps, à droite, qui venait renforcer le tendon des jumeaux. — Dans le *second cas*, l'anomalie était bilatérale : du côté droit, c'était encore un faisceau émanant de la longue portion du biceps et se portant sur le tendon d'Achille, à 10 centimètres au-dessus du calcanéum; du côté gauche, il se détachait à la fois de la longue portion du biceps et de l'aponévrose poplitée et venait se perdre sur l'extrémité inférieure du jumeau interne. — Dans le *troisième cas*, enfin, le faisceau gastrocnémien du biceps se rencontrait encore des deux côtés. A droite, il se détachait comme d'ordinaire du bord interne de la longue portion et descendait dans le creux poplité, où il se jetait sur un tendon, lequel ne tardait pas à se charger de nouveau de fibres charnues. Ce deuxième corps musculaire venait se placer dans le sillon que forment par leur adossement mutuel les deux jumeaux et, finalement, se fusionnait avec le tendon d'Achille. A gauche, le faisceau surajouté présentait cette variante intéressante qu'il était renforcé, presque à son origine, par un faisceau fibreux qui prenait naissance sur l'intersection aponévrotique du demi-tendineux.

Un nouveau cas de faisceau calcanéen du biceps nous a été donné par Kalliburton. Nous croyons devoir considérer comme une forme incomplète du muscle en question le faisceau décrit par Turner, en 1872, sous le nom de *Tensor fasciæ poplitealis*, et qui, se détachant du biceps, venait se perdre sur l'aponévrose poplitée, après avoir été renforcé par un deuxième faisceau parti de la ligne âpre, entre le vaste externe et la courte portion du biceps.

Des faisceaux analogues à ceux que je viens de décrire peuvent naître du demi-tendineux et peut-être aussi du demi-membraneux. Le lecteur pourra en lire deux faits dans deux notes intéressantes, insérées par Gruber dans le *Bulletin de l'Académie des Sciences de Saint-Pétersbourg*, de 1872 et de 1873. J'ai observé moi-même, en novembre 1882, et après l'avoir longtemps cherché, ce nouveau faisceau tenseur de l'aponévrose jambière : c'était un petit muscle fort grêle, étendu de la portion moyenne du demi-tendineux à la saillie du mollet; il prenait naissance, en haut, à 12 centimètres au-dessous de l'ischion, se portait ensuite verticalement en bas, s'amincissait peu à peu, et se jetait, après un trajet de 4 centimètres, sur un tendon très mince. Ce tendon, continuant le trajet du corps musculaire, croisait de haut en bas la région poplitée et venait s'éparpiller sur l'aponévrose jambière, à 11 centimètres au-dessous du point d'abouchement de la veine saphène externe dans la veine poplitée. Le dessin de ce muscle figure à la planche XI (fig. 34). J'ai placé à côté l'un des cas de GRUBER (fig. 35).

En général, tous ces faisceaux tenseurs aponévrotiques sont très grêles; mais ils peuvent, dans certain cas, présenter un développement insolite et gêner alors bien certainement un opérateur non prévenu.

2° FAISCEAU ACCESSOIRE DES GASTROCNÉMIENS. — La masse musculaire qui constitue les gastrocnémiens ou jumeaux peut être renforcée par un faisceau surnuméraire, le *faisceau accessoire du gastrocnémien* ou *gastrocnemius tertius* de W. KRAUSE.

Ce troisième gastrocnémien se détache d'ordinaire de la portion sus-condylienne du fémur; mais il présente des variations nombreuses portant sur son volume, sa longueur, ses points d'implantation, supérieur et inférieur, son mode de constitution, etc. Citons quelques cas : SMITH, HOWSE et DAVIES-COLLEY ont vu naître le faisceau en question de cet espace triangulaire compris entre les deux branches de bifurcation de la ligne âpre. TERRIER et WALSHAM ont rencontré chacun un troisième chef des jumeaux, détaché de la branche de bifurcation interne de la ligne âpre. QUAIN a vu naître ce faisceau sur le condyle interne et sur le condyle externe. A. KÖLLIKER et M. FLESCH l'ont vu prendre naissance par deux faisceaux distincts. WOOD rapporte également une observation de troisième gastrocnémien bifurqué à son origine : l'une des deux branches s'insérait sur le ligament postérieur du genou, l'autre remontait jusque dans l'espace poplité et se fixait au fémur.

J'ai rencontré tout dernièrement (février 1889) une belle observation du troisième gastrocnémien (pl. XI, fig. 36) : c'était un muscle aplati, qui prenait naissance au-dessus du condyle externe, à 2 centimètres en dedans de la ligne de bifurcation externe de la ligne âpre. De là, il se dirigeait obliquement en bas et en dedans, passait en arrière des vaisseaux poplités et venait se fusionner avec la partie externe du jumeau interne. Il ressemblait à celui de WOOD, avec cette variante cependant qu'il naissait par une tête unique. La veine saphène externe se jetait dans la veine poplitée immédiatement au-dessus du muscle anormal : elle décrivait un crochet dont la concavité embrassait le bord supérieur de ce muscle.

Au point de vue spécial qui nous occupe, le faisceau accessoire des jumeaux peut : 1° longer le paquet vasculaire du creux poplité, en le recouvrant ; 2° le croiser obliquement, comme dans mon observation ; 3° passer, comme dans le fait de TERRIER et dans celui de QUAIN, entre l'artère et la veine.

3° FAISCEAU ACCESSOIRE DU POPLITÉ. — Ce faisceau accessoire du poplité qu'on désigne encore quelquefois sous le nom de *poplité supérieur* ou *petit poplité* (CALORI), se détache de la partie postérieure et supérieure du condyle externe. De là, il se porte obliquement en bas et en dedans, rejoint le muscle poplité en arrière du tibia et se fusionne avec lui. Comme le fait remarquer fort judicieusement le professeur GRUBER, l'anomalie n'est pas constituée par un dédoublement du muscle poplité, mais par l'apparition au-dessus de lui d'un faisceau surnuméraire qui vient le renforcer.

Au point de vue de sa situation, le poplité supérieur se place ordinairement en avant du paquet vasculaire, comme le muscle poplité lui-même. Mais il peut aussi, comme l'a observé GRUBER, passer entre la veine et l'artère et créer ainsi, dans la région poplitée, un plan musculaire supplémentaire, que rencontrera certainement la sonde cannelée ou le scalpel allant à la rencontre de l'artère poplitée.

Ici, comme dans les régions déjà étudiées, l'opérateur devra tout d'abord bien reconnaître le muscle surnuméraire qu'il aura mis à découvert. Ce muscle une fois reconnu, il devra : 1° le rejeter par côté s'il a une direction parallèle à l'artère ; 2° l'inciser en travers s'il est oblique ou si son écartement de la ligne d'opération n'est pas suffisant pour isoler l'artère et passer le fil destiné à la lier.

# VIII

## LIGATURE DES ARTERES POSTÉRIEURES DE LA JAMBE AU NIVEAU DU MOLLET

Les artères tibiale postérieure et péronière sont profondément placées au-dessous du triceps sural, entre le soléaire et la couche des fléchisseurs. Pour mettre à découvert l'un ou l'autre de ces deux vaisseaux au niveau du mollet, on soulève et on rejette les jumeaux, puis on pratique une incision verticale dans le soléaire et on arrive sur l'aponévrose profonde de la jambe, lame fibreuse mince et transparente, qui applique les vaisseaux contre les fléchisseurs.

1° Faisceau accessoire du soléaire. — Au-dessous du soléaire, l'opérateur peut rencontrer un muscle surnuméraire, connu sous les noms divers de *faisceau accessoire du soléaire*, de *soléaire surnuméraire*, de *second soléaire*.

Ce muscle prend naissance, suivant les cas : sur la ligne oblique du tibia, sur l'aponévrose profonde de la jambe, ou même à la face profonde du soléaire. En bas, il s'insère d'ordinaire sur le côté interne du calcanéum par un tendon distinct.

Au point de vue de sa constitution anatomique, il est charnu à sa partie supérieure, tendineux à son extrémité calcanéenne. Quant à ses dimensions, il est quelquefois très grêle ; mais quelquefois aussi il est très développé, mesurant 2, 3 et même 4 centimètres de largeur à sa partie moyenne.

Quelque étendues que soient ses variations d'origine et de développement, sa situation est constante : il s'étale entre le soléaire et l'aponévrose profonde de la jambe, en arrière des vaisseaux par conséquent (pl. XII, fig. 39 et 41).

J'ai observé trois fois jusqu'ici le faisceau accessoire du soléaire. — Sur un premier sujet, il se détachait à la fois de la ligne oblique du tibia et du bord interne du soléaire, pour venir se fixer sur le côté interne du calcanéum. — Sur le second sujet, il affectait la forme d'un muscle cylindrique confondu en haut avec la face profonde du soléaire, inséré en bas sur le calcanéum, à côté du bord interne du tendon d'Achille. — Sur le troisième sujet, il se détachait, comme sur le premier, de la ligne oblique du tibia et venait se fixer en bas sur le côté interne du tendon d'Achille.

Dans les trois observations que je viens de résumer, le soléaire surnuméraire recouvrait la tibiale postérieure dans une partie de son étendue, sur le point précisément où l'on a l'habitude de porter le fil à ligature. Il a dû arriver sans doute, dans les nombreuses opérations de ligature que l'on pratique chaque jour dans les amphithéâtres, qu'on a pris l'accessoire du soléaire pour le fléchisseur commun des orteils, et que, ne trouvant pas l'artère sur sa face postérieure, on a conclu à une absence de la tibiale postérieure, alors que cette artère occupait sa situation habituelle au-dessous du muscle normal.

2° Long accessoire du long fléchisseur des orteils. — L'artère péronière, à son tour, peut être séparée de la face profonde du soléaire par un nouveau muscle surnuméraire que nous décrirons dans le paragraphe suivant, le *long accessoire du long fléchisseur des orteils.* Ce muscle, lorsqu'il présente un développement considérable et qu'il nait très haut sur la face postérieure du péroné, peut, en effet, recouvrir l'artère péronière dans une étendue suffisante pour la masquer aux yeux de l'opérateur, allant à sa recherche par les procédés ordinaires.

Dans un cas fort intéressant et qui est peut-être unique, j'ai rencontré à la face postérieure de la jambe droite, sur le même sujet, un accessoire du soléaire et un long accessoire des fléchisseurs, tous les deux très développés et fusionnés ensemble en un muscle unique (pl. VII, fig. 42). Le lecteur trouvera cette observation dans le *Bulletin de la Société anatomique de Paris*, de 1891. Qu'il me suffise de rappeler ici que la formation musculaire anormale recouvrait entièrement la péronière et la tibiale postérieure et qu'en conséquence il aurait fallu l'inciser pour mettre à jour l'un ou l'autre de ces deux vaisseaux.

Lorsque l'opérateur rencontrera au-dessous des gastrocnémiens le faisceau accessoire du soléaire ou le long accessoire du long fléchisseur des orteils, il devra débarrasser son champ d'opération de ces deux muscles, soit en les réclinant, soit en les coupant en travers. Ces deux muscles n'ont aucun rôle à remplir et il pourra les sacrifier sans crainte : au-dessous d'eux, il trouvera l'aponévrose jambière profonde et, au-dessous de l'aponévrose, les deux paquets vasculaires occupant leur place ordinaire.

## IX

## LIGATURE DE LA TIBIALE POSTÉRIEURE DERRIERE LA MALLÉOLE

A la partie inférieure de la jambe, la tibiale postérieure contourne la malléole interne pour descendre à la région plantaire. Une incision de

5 centimètres d'étendue, pratiquée dans le milieu de la gouttière rétro-malléolaire, met à découvert le vaisseau, en intéressant successivement la peau, le tissu cellulaire sous-cutané, et une double aponévrose.

Au-dessous de la peau, entre l'aponévrose superficielle et l'aponévrose profonde ou même quelquefois au-dessous de cette dernière, l'opérateur peut rencontrer (une fois sur cent sujets d'après la statistique de WOOD) un muscle surnuméraire, qui se rend du tiers inférieur de la jambe à l'accessoire des fléchisseurs; il porte le nom de *long accessoire de long fléchisseur (accessorius ad accessorium* de TURNER). Son insertion supérieure, fort variable, se fait suivant les cas : sur le péroné, sur le tibia, sur le calcanéum, sur l'aponévrose jambière profonde, sur le soléaire ou même sur l'un des trois muscles fléchisseur péronier, fléchisseur tibial ou court péronier latéral. Du tiers inférieur de la jambe, le muscle en question descend dans la gouttière interne du calcanéum avec les tendons fléchisseurs et le paquet vasculo-nerveux et, finalement, vient se confondre avec l'accessoire ou bien se terminer sur les tendons des fléchisseurs.

Au point de vue de ses rapports avec l'artère tibiale postérieure (le point qui nous intéresse ici le plus particulièrement), le muscle long accessoire des fléchisseurs peut longer le vaisseau ou le croiser obliquement. Il chemine d'ordinaire avec les tendons des fléchisseurs et se trouve alors un peu plus profond que l'artère. Mais il peut aussi passer au-dessus de l'artère, comme cela arrive quand il se détache du soléaire ou de l'aponévrose jambière. Dans le premier cas, il ne saurait modifier en rien les divers temps de l'opération. Dans le second cas, au contraire, il tombera fatalement sous l'instrument de l'opérateur, qui devra le rejeter sur les côtés ou l'inciser en travers si son écartement ne suffit pas.

# EXPLICATION DES PLANCHES

Dans les douze planches annexées à ce mémoire, les figures, sauf quelques exceptions, se suivent dans le même ordre que dans le texte. Pour chacune d'elles, j'ai eu soin de faire teinter en rose le muscle anormal, pour le détacher d'une façon plus nette et le mettre ainsi immédiatement sous les yeux du lecteur.

## Planche I

FIG. 1. — *Faisceau surnuméraire des biceps recouvrant l'artère humérale au pli du coude.* — 1, Biceps, avec 1′ son tendon inférieur, 1″, son expansion aponévrotique. — 2, Brachial antérieur. — 3, Triceps. — 4, Muscles sus-épicondyliens. — 5, Muscles sus-épitrochléens. — 6, Faisceau surnuméraire, provenant de la partie interne des biceps. — 7, Artère humérale. — 8, Une veine humérale. — 9, Nerf médian.

FIG. 2. — *Faisceau surnuméraire provenant du biceps et allant se jeter sur l'expansion aponévrotique.* — 1, Biceps, avec 1′ son tendon inférieur. — 2, Faisceau surnuméraire, se jetant sur l'aponévrose antibrachiale par l'intermédiaire de l'expansion aponévrotique 2′. — 3, Brachial antérieur. — 4, Triceps brachial. — 5, Artère humérale. — 6, Nerf médian. — 7, Rond pronateur. — 8, Long supinateur.

FIG. 3. — *Chef huméral du biceps, se jetant en partie sur l'expansion aponévrotique.* — 1, Chef externe du biceps, 1′ son chef interne, 1″ son tendon inférieur. — 2, Coraco-brachial. — 3, Brachial antérieur. — 4, Chef surnuméraire (chef huméral) du biceps, soulevé sur une sonde cannelée, 4′ expansion aponévrotique. — Artère humérale. — 6, Nerf médian. — 7, Triceps brachial. — 8, Rond pronateur. — Long supinateur.

FIG. 4. — *Autre chef huméral du biceps, se jetant en partie sur le biceps, en partie sur son expansion aponévrotique.* — 1, Petit pectoral. — 2, Sous-scapulaire. — 3, Tendon huméral du grand pectoral. — 4, Longue portion du biceps, avec : 4′ courte portion du même muscle ; 4″ faisceau surnuméraire, inséré sur la face profonde du tendon du grand pectoral ; 4‴ tendon inférieur du biceps. — 5, Brachial antérieur. — 6, Faisceau surnuméraire, soulevé sur une sonde cannelée. — 6' Portion de ce muscle allant au biceps. — 6'' Portion de ce muscle allant à l'expansion aponévrotique du biceps et passant au-devant de l'artère au pli du coude. — 7, Triceps brachial. — 8, Artère humérale. — 9, Nerf médian. — 10, Rond pronateur. — 11, Long supinateur.

FIG. 5. — *Faisceau surnuméraire se détachant du brachial antérieur et recouvrant entièrement l'artère humérale au pli du coude.* — 1, Muscle biceps, réséqué et érigné en dehors. — 2, Brachial antérieur. — 2' Son tendon inférieur. — 3, Large faisceau surnuméraire provenant du brachial antérieur et allant se jeter sur l'aponévrose antibrachiale au niveau des muscles épitrochléens. — 4, Triceps brachial. — 5, Artère humérale. — 6, Nerf médian. — 7, Muscles épicondyliens. — 8, Muscles épitrochléens.

## Planche II

FIG. 6. — *Autre faisceau aberrant du brachial antérieur* (d'après QUAIN). — 1, Biceps, avec : 1' son tendon inférieur; 1'' son expansion aponévrotique. — 2, Cloison intermusculaire interne. — 3, Triceps. — 4, Nerf cubital. — 5, Nerf médian. — 6, Artère radiale (l'humérale étant primitivement bifurquée). — 7, Artère cubitale. — 8, Faisceau surnuméraire recouvrant la cubitale. — 9, Muscles épitrochléens.

FIG. 7. — *Apophyse sus-épitrochléenne, avec bifurcation prématurée de l'humérale.* — 1, Apophyse sus-épitrochléenne. — 2, Humérus. — 3, 3, Artère radiale passant sous le biceps. — 4, Artère cubitale. — 5, Nerf médian. — 6, Biceps, avec 6' son expansion aponévrotique. — 7, Brachial antérieur. — 8, Rond pronateur, remontant jusqu'à l'apophyse sus-épitrochléenne.

FIG. 8. — *Autre cas d'apophyse sus-épitrochléenne, sans bifurcation prématurée de l'humérale.* — 1, Nerf médian. — 2, Nerf cubital. — 3, Artère humérale. — 5, Artère interosseuse. — 6, Artère cubitale perforant le rond pronateur pour devenir superficielle. — 7, Rond pronateur. — 8, Brachial antérieur. — 9, Biceps, avec : 9' son tendon inférieur; 9'' son expansion aponévrotique. — 10, Long supinateur. — 11, Cubital antérieur. — 12, Triceps.

FIG. 9. — *Autre cas d'apophyse sus-épitrochléenne, avec* vas aberrans. — 1, Nerf radial. — 2, Artère humérale. — 3, Artère cubitale. — 4, Artère radiale. — 5, *Vas aberrans* aboutissant à cette dernière artère. — 6, Brachial antérieur. — 7, Biceps. — 8, Rond pronateur. — 9, Cubital antérieur. — 10, Long supinateur. — 11, Apophyse sus-épitrochléenne.

FIG. 10. — *Chef huméral du biceps croisant obliquement l'artère humérale à sa partie moyenne* (d'après CALORI). — 1, Biceps, avec : 1' son tendon inférieur; 1'' son expansion aponévrotique. — 2, Faisceau surnuméraire soulevé sur une sonde cannelée, avec 2' sa fusion avec le biceps. — 4, Vaste interne. — 5, Brachial antérieur. — 6, Artère humérale — 7, Artère collatérale interne inférieure. — 8, Artère collatérale interne supérieure. — 9, Nerf médian. — 10, Long supinateur. — 11, Petit palmaire. — 12, Grand palmaire.

Fig. 11. — *Chef huméral du biceps recouvrant dans toute son étendue la portion moyenne de l'artère humérale.* — 1, Coraco-brachial. — 2, Brachial antérieur. — 3, Biceps avec 3' son tendon inférieur; 3'' son expansion aponévrotique. — 4, Triceps. — 5, Muscle anormal, avec : 5' son insertion supérieure; 5'' son insertion inférieure. — 6, 6, Nerf médian. — 7, Artère humérale. — 8, Long supinateur. — 9, Aponévrose antibrachiale.

## Planche III

Fig. 12. — *Autre chef huméral du biceps recouvrant l'artère humérale à la partie moyenne du bras.* — 1, Apophyse coracoïde. — 2, Petit pectoral. — 3, Sous-scapulaire. — 4, Courte portion du biceps, avec : 4' sa longue portion; 4'' son tendon inférieur; 4''' son expansion aponévrotique. — 5, Coraco-brachial — 6, Grand dorsal. — 7, Grand pectoral. — 8, Brachial antérieur. — 9, Faisceau surnuméraire, avec : 9' son insertion supérieure sur la cloison intermusculaire interne; 9'' sa fusion avec le biceps. — 10, Vaste interne. — 11, Artère humérale. — 12, Nerf médian. — 13, Epitrochlée et ses muscles. — 14, Muscles épicondyliens.

Fig. 13. — *Long coraco-brachial.* — 1, Apophyse coracoïde. — 2, Petit pectoral. — 3, Courte portion du biceps; 3' sa longue portion; 3'' son tendon inférieur. — 4, Grand pectoral. — 5, Grand dorsal. — 6, Coraco-brachial. — 7, Long coraco-brachial, avec : 7' son tendon supérieur, partant de l'apophyse coracoïde; 7'' son tendon inférieur inséré à l'épitrochlée. — 8, Brachial antérieur. — 9, Artère humérale. — 10, Nerf médian. — 11, Long supinateur. — 12, Muscles épitrochléens.

Fig. 14. — *Faisceau surnuméraire dépendant du coraco-brachial et recouvrant l'artère axillo-humérale.* — 1, Apophyse coracoïde. — 2, Petit pectoral. — 3, Courte portion du biceps, avec : 3' sa longue portion; 3'' son tendon inférieur; 3''' son expansion aponévrotique. — 4, Sous-scapulaire. — 5, Coraco-brachial. — 6, Faisceau aberrant de ce dernier muscle se terminant en 6' sur l'aponévrose intermusculaire interne et sur l'aponévrose du triceps. — 7, Grand pectoral. — 8, Brachial antérieur. — 9, Vaste interne. — 10, Artère humérale. — 11, Nerf médian. — 12, Muscles épitrochléens. — 13, Muscles épicondyliens.

## Planche IV

Fig. 15. — *Long coraco-brachial croisant l'artère humérale au tiers supérieur du bras* (d'après Quain). — 1, Apophyse coracoïde. — 2, Petit pectoral. — 3, Sous-scapulaire. — 4, Grand rond. — 5, Grand dorsal. — 6, Grand pectoral. — 7, Courte portion du biceps. — 7' Sa longue portion. — 8, Coraco-brachial. — 9, Long coraco-brachial. — 10, Longue portion du triceps. — 11, Vaste interne. — 12, Artère humérale. — 13, Nerf médian. — 14, Anastomose que le musculo-cutané envoie à ce dernier nerf.

FIG. 16. — *Arc axillaire, renforcé par un faisceau provenant de la gaine du muscle grand droit.* — 1, Apophyse coracoïde. — 2, Tendon du petit pectoral. — 3, Courte portion du biceps. — 3′ Sa longue portion. — 4, Coraco-brachial. — 5, Grand pectoral. — 6, Grand dorsal. — 7, Arc axillaire, avec : 7′ son origine sur le grand dorsal ; 7″ sa terminaison sur le tendon du grand pectoral. — 8, Faisceau de renforcement de l'arc axillaire, provenant de la gaine du muscle grand droit de l'abdomen. — 9, Artère axillaire. — 10, Artère humérale.

FIG. 17. — *Muscle costo-coracoïdien et muscle chondro-épitrochléen, croisant l'artère axillaire sur sa face antérieure.* — 1, Grand pectoral — 2, Grand dorsal. — 3, Faisceau surnuméraire allant du grand dorsal à l'apophyse coracoïde (faisceau costo-coracoïdien). — 4, Autre faisceau surnuméraire allant de la sixième côte à l'épitrochlée (faisceau chondro-épitrochléen). — 5, Artère axillaire. — 6, Veine axillaire. — 7, Digitation du grand dentelé. — 8, Digitation du grand oblique.

FIG. 18. — *Muscle surnuméraire chondro-épitrochléen, charnu dans sa portion brachiale.* — 1, Apophyse coracoïde. — 2, Court biceps. — 2′ Long biceps. — 3, Tendon du petit pectoral. — 4, Sous-scapulaire. — 5, Coraco-brachial. — 6, Grand rond. — 7, Grand dorsal. — 8, Muscle surnuméraire chondro-épitrochléen, avec 8′ son tendon interne provenant de la cinquième côte, et 8″ son tendon externe inséré sur l'épitrochlée. — 9, Artère humérale. — 10, Nerf médian. — 11, Muscles épitrochléens. — 12, Long supinateur.

FIG. 19. — *Insertion surnuméraire du petit pectoral.* — 1, Sous-clavier. — 2, Petit pectoral, avec 2′ ses faisceaux supérieurs insérés anormalement sur la deuxième côte et comblant presque entièrement le triangle clavi-pectoral. — 3, Triangle clavi-pectoral réduit à un simple interstice. — 4, Grand pectoral. — 5, 6, Chef sternal et chef claviculaire du sterno-cléido-mastoïdien. — 7, Trapèze. — 8, Omo-hyoïdien. — 9, Apophyse coracoïde. — 10, Coraco-brachial. — 11, Courte portion du biceps. — 12, Sa longue portion. — 13, Grand pectoral. — 14, Artère axillaire. — 15, Veine axillaire (dessiné par EYBERT).

## Planche V

FIG 20. — *Arc axillaire se rendant à la face profonde du grand pectoral.* — 1, Trapèze. — 2, Deltoïde. — 3, Scalène postérieur. — 4, Scalène antérieur. — 5, Clavicule. — 6, Grand pectoral. — 7, Petit pectoral. — 8, Apophyse coracoïde. — 9, Veine axillaire. — 10, Artère axillaire. — 11, Grand pectoral érigné en haut. — 12, Arc axillaire. — 13, Biceps. — 14, Sous-scapulaire. — 15, Grand dorsal. — 16, Digitations du grand dentelé. — 17, Veine humérale. — 18, Artère humérale.

FIG. 21. — *Autre cas d'arc axillaire, se jetant sur l'aponévrose brachiale.* — 1, Grand pectoral érigné en dedans. — 2, Petit pectoral, avec 2′ son insertion à l'apophyse coracoïde. — 3, Deltoïde. — 4, Coraco-brachial.

## Planche VI

Fig. 22. — *Insertion anormale du trapèze.* — 1, Os hyoïde. — 2, Clavicule. — 3, Omo-hyoïdien. — 4, Sterno-hyoïdien. — 5, Chef sternal du sterno-cléido-mastoïdien. — 5' Son chef claviculaire. — 6, Grand pectoral. — 7, Trapèze, avec 7' arcade fibreuse donnant insertion à ses faisceaux antérieurs. — 8, Veine jugulaire externe passant sous cette même arcade. — 9, Deltoïde.

Fig. 23. — *Insertion anormale du trapèze et du sterno-cléido-mastoïdien, les deux muscles comblant le triangle sus-claviculaire.* — 1, Ventre antérieur du digastrique. — 1', Faisceau surnuméraire de ce muscle se rendant au raphé sus-hyoïdien. — 2, Muscle mylo-hyoïdien. — 3, Os hyoïde. — 4, Sterno-hyoïdien. — 5, Omo-hyoïdien. — 6, Sterno-thyroïdien. — 7, Grand pectoral.

## Planche VII

Fig. 24. — *Muscle surnuméraire cléido-occipital.* — 1, Ventre antérieur du digastrique, — 2, Mylo-hyoïdien. — 3, Omo-hyoïdien. — 4, Sterno-hyoïdien. — 5, Chef sternal et 5' chef claviculaire du sterno-cléido-mastoïdien. — 6, Trapèze. — 7, Muscle surnuméraire cléido-occipital remplissant à lui seul le triangle sus-claviculaire. — 8, Deltoïde. — 9, Grand pectoral.

Fig. 25. — *Muscle surnuméraire cléido-transversaire.* — 1, Ventre antérieur du digastrique. — 2, Mylo-hyoïdien. — 3, Omo-hyoïdien. — 4, Sterno-hyoïdien. — 5, Chef sternal et 5' chef claviculaire du sterno-cléido-mastoïdien. — 6, Trapèze. — 7, Muscle surnuméraire cléido-transversaire, avec 7' son insertion à l'apophyse transverse de l'atlas. — 8, Deltoïde. — 9, Grand pectoral.

## Planche VIII

Fig. 26. — *Double muscle cléido-hyoïdien remplaçant l'omo-hyoïdien.* — 1, Os hyoïde avec : 1' sa petite corne, 1'' sa grande corne. — 2, Sterno-hyoïdien, avec 2' son intersection tendineuse. — 3, Ventre antérieur de l'omo-hyoïdien. — 3' Son ventre postérieur inséré à la clavicule. — 3'' Son tendon intermédiaire. — 4, Sterno-thyroïdien. — 5, 5, Muscle cléido-hyoïdien surnuméraire, avec son insertion aponévrotique faisant suite à celle du sterno-hyoïdien. — 6, Sterno-cléido-mastoïdien. — 7, 7, Grand pectoral.

Fig. 27. — *Cléido-hyoïdien et omo-hyoïdien surnuméraires traversant l'un et l'autre le triangle sus-claviculaire.* — 1, Os hyoïde, avec : 1' sa petite corne, 1'' sa grande corne. —

2, Sterno-hyoïdien. — 3, Omo-hyoïdien, avec 3' son tendon intermédiaire. — 4, Faisceau omo-hyoïdien accessoire, se fusionnant en 4' avec le sterno-hyoïdien. — 5, Faisceau surnuméraire cléido-hyoïdien, passant en avant de l'omo-hyoïdien accessoire. — 6, Grand pectoral. — 7, Apophyse coracoïde. — 8, Acromion.

FIG. 28. — *Muscle surnuméraire cléido-hyoïdien, se rendant directement à l'os hyoïde.* — 1, Os hyoïde, avec : 1' sa petite corne; 1'' sa grande corne. — 2, Sterno-hyoïdien, avec 2' son intersection aponévrotique. — 3, Sterno-thyroïdien. — 4, Chef claviculaire et 4' chef sternal du sterno-cléido-mastoïdien. — 5, Muscle surnuméraire cléido-hyoïdien, remplissant le triangle sus-claviculaire. — 6, Grand pectoral.

FIG. 29. — *Muscle surnuméraire cléido hyoïdien, se rendant au tendon intermédiaire de l'omo-hyoïdien.* — 1, Os hyoïde avec 1' sa petite corne et 1'' sa grande corne. — 2, Sterno-hyoïdien, avec 2' son intersection aponévrotique. — Sterno-thyroïdien. — 4, Chef claviculaire et 4' chef sternal du sterno-cléido-mastoïdien. — 5, Grand pectoral. — 6 et 6', Ventre antérieur et ventre postérieur de l'omo-hyoïdien; 6'' son tendon intermédiaire. — 7, Faisceau de renforcement de ce dernier muscle provenant de la clavicule. — 8, Acromion. — 9, Apophyse coracoïde.

## Planche IX

FIG. 30. — *Muscle sus-claviculaire.* — 1, Trapèze. — 2, Chef sternal et 2' chef claviculaire du sterno-cléido-mastoïdien. — 3, Omo-hyoïdien. — 4, Sterno-hyoïdien. — 5, Muscle surnuméraire sus-claviculaire, croisant transversalement le triangle sus-claviculaire. — 5' Son insertion antérieure. — 5'' Son insertion postérieure. — 6, Grand pectoral. — 7, Trapèze.

FIG. 31. — *Muscle présternal, unilatéral et de forme triangulaire.* — 1, Chef sternal, et 1' chef claviculaire du sterno-cléido-mastoïdien. — 2, Sterno-hyoïdien. — 3, Sterno-thyroïdien. — 4,4, Grand pectoral. — 5, Muscle présternal, avec 5' son tendon supérieur se confondant avec le sterno-mastoïdien; 5'' son tendon inférieur s'éparpillant sur la sixième côte et sur l'aponévrose du grand droit 6.

## Planche X

FIG. 32. — *Muscle présternal double.* — 1, Trapèze. — 2, Chef claviculaire et 2' chef sternal du sterno-cléido-mastoïdien. — 3, Omo-hyoïdien. — 4, 4, Grand pectoral. — 5, Muscle présternal du côté gauche, avec : 5' son tendon supérieur; 5'' son tendon inférieur inséré sur la gaine du grand droit. — 6, Muscle présternal du côté droit, avec : 6' son tendon supérieur et 6'' son insertion inférieure. — 7, Gaine du muscle droit.

FIG. 33. — *Muscle présternal, unilatéral et fusiforme.* 1, Trapèze. — 2, Chef claviculaire et 2' chef sternal du sterno-cléido-mastoïdien. — 3, Omo-hyoïdien. — 4, Grand pectoral — 5, Muscle presternal. — 6, Son tendon supérieur inséré à la clavicule. — 7, Son tendon inférieur se bifurquant en deux branches : l'une 7′ traversant la ligne médiane, l'autre 7″ s'insérant sur la sixième côte du côté correspondant. — 8, 8, Gaine du grand droit.

## Planche XI

FIG. 34. — *Muscle surnuméraire tenseur de l'aponévrose de la jambe.* — 1, Biceps crural. — 2, Demi-tendineux. — 3, Demi-membraneux. — 4, Muscle surnuméraire, avec : 4′ son extrémité supérieure confondue avec le demi-tendineux et 4″ son tendon terminal se confondant avec l'aponévrose jambière. — 5, Jumeau interne. — 6, Jumeau externe. — 7, Aponévrose de la jambe. — 8, Artère poplitée. — 9, Veine poplitée.

FIG. 35. — *Autre muscle surnuméraire tenseur de l'aponévrose jambière* (d'après GRUBER). — 1, Demi-tendineux. — 2, Demi-membraneux. — 3, Droit interne. — 4, Couturier. — 5, Biceps. — 6, Plantaire grêle. — 7, Jumeau externe. — 8, Jumeau interne. — 9, Muscle surnuméraire, avec : 9′ son tendon supérieur; 9″ son tendon inférieur. — 10, Artère poplitée. — 11, Veine poplitée.

FIG. 36. — *Faisceau accessoire des jumeaux.* — 1, Demi-tendineux. — 2, Demi-membraneux, 3, Droit interne. — 4, Couturier. — 5, Biceps crural. — 6, Jumeau interne. — 7, Jumeau externe. — 8, Faisceau surnuméraire, avec 8′ son origine sur le fémur et 8″ sa terminaison sur le jumeau interne. — 9, Artère poplitée. — 10, Veine poplitée.

FIG. 37. — *Autre faisceau accessoire des jumeaux* (d'après QUAIN). — 1, Demi-tendineux. — 2, Demi-membraneux. — 3, Droit interne. — 4, Couturier. — 5, Biceps crural. — 6, Jumeau externe. — 7, Jumeau interne. — 8, Muscle surnuméraire, avec : 8′, son tendon inférieur; 8″, son extrémité inférieure se fusionnant avec les jumeaux. — 9, Artère poplitée. — 10, Veine poplitée. — 11, Nerf sciatique poplité interne. — 12, Nerf sciatique poplité externe.

## Planche XII

FIG. 38. — *Autre faisceau accessoire des jumeaux, bifurqué à sa partie supérieure* (d'après WOOD). — 1, Demi-tendineux. — 2, Demi-membraneux. — 3, Biceps crural. — 4, Jumeau externe. — 5, Jumeau interne. — 6, Faisceau accessoire rejoignant ce dernier muscle. — 7, Artère poplitée. — 8, Soléaire. — 9, Tendon d'Achille. — 10, Long péronier latéral. — 11, Malléole interne.

FIG. 39. — *Faisceau accessoire du soléaire.* — 1, Demi-tendineux. — 2, Demi-membraneux. — 3, Biceps. — 4, Artère poplitée. — 5, Jumeau externe. — 6, Jumeau interne. — 7, Poplité. — 8, Soléaire coupé au niveau de ses insertions supérieures. — 9, Fléchisseur tibial des orteils. — 10, Tibial postérieur. — 11, Fléchisseur péronier. — 12, Long péronier latéral. — 13, Soléaire surnuméraire. — 14, Tronc tibio-péronier. — 15, 15, Artère tibiale postérieure. — 16, Artère péronière. — 17, Malléole interne.

FIG. 40. — *Faisceau surnuméraire du rond pronateur recouvrant l'artère humérale à sa partie inférieure.* — 1, Biceps huméral, avec : 1′ son tendon inférieur ; 1″ son expansion aponévrotique. — 2, Brachial antérieur. — 3, Triceps. — 4, Rond pronateur. — 4′ Faisceau surnuméraire de ce muscle recouvrant l'artère humérale. — 5, Artère humérale. — 6, nerf médian. — 7, Long supinateur (dessiné par EYBERT).

FIG. 41. — *Faisceau surnuméraire tibio-calcanéen.* — 1, Jumeau. — 2, Soléaire. — 3, Plantaire grêle. — 4, Tendon d'Achille. — 5, Muscle surnuméraire, avec : 5′, son extrémité supérieure insérée sur le tibia ; 5″, son extrémité inférieure insérée au calcanéum. — 6, Artère tibiale postérieure. — 7, Veine tibiale postérieure. — 8, Fléchisseur tibial. — 9, Muscle tibial postérieur. — 10, Malléole interne.

FIG. 42. — *Fusion d'un accessoire du soléaire avec un long accessoire des fléchisseurs.* — 1, Jumeau interne. — 2, Jumeau externe. — 3, Poplité. — 4, Soléaire. — 5, Aponévrose jambière profonde recouvrant les fléchisseurs. — 6, Accessoire plantaire du long fléchisseur. — 7, Accessoire du soléaire. — 8, Long accessoire des fléchisseurs. — 9, Fusion de ces deux muscles surnuméraires. — 10, Faisceau d'insertion externe. — 11, Faisceau d'insertion moyen. — 12, Faisceau d'insertion interne. — 13, Tendon d'Achille. — 14, Tronc tibio-péronier. — 15, Artère tibiale postérieure. — 16, Artère péronière. — Malléole interne (dessiné par EYBERT).

# TABLE DES MATIÈRES

---

Lyon — Imp. Pitrat aîné, **A. Rey** successeur, 4, rue Gentil. — 3318

# PLANCHES

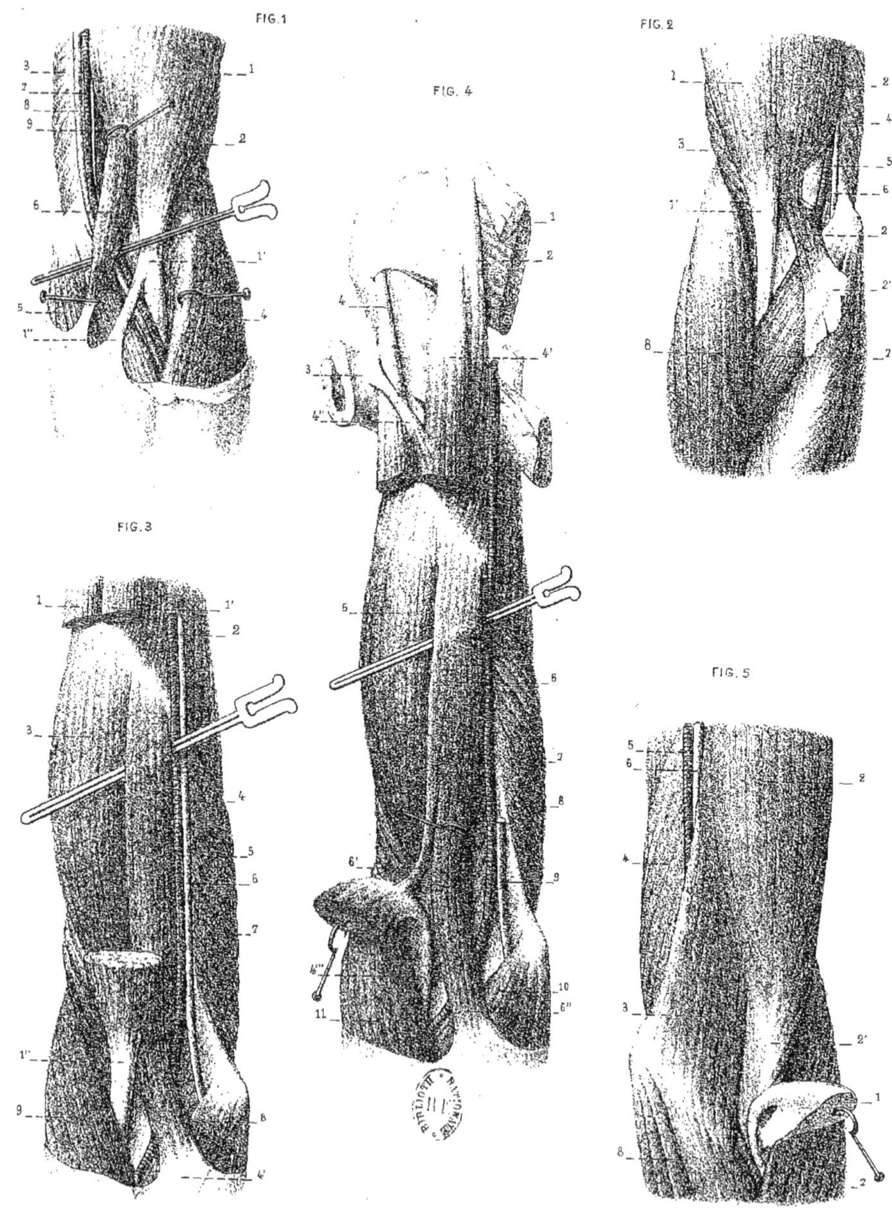


G. Devy, del. Imp. A. Roux, Lyon. H. Buisson, lith.

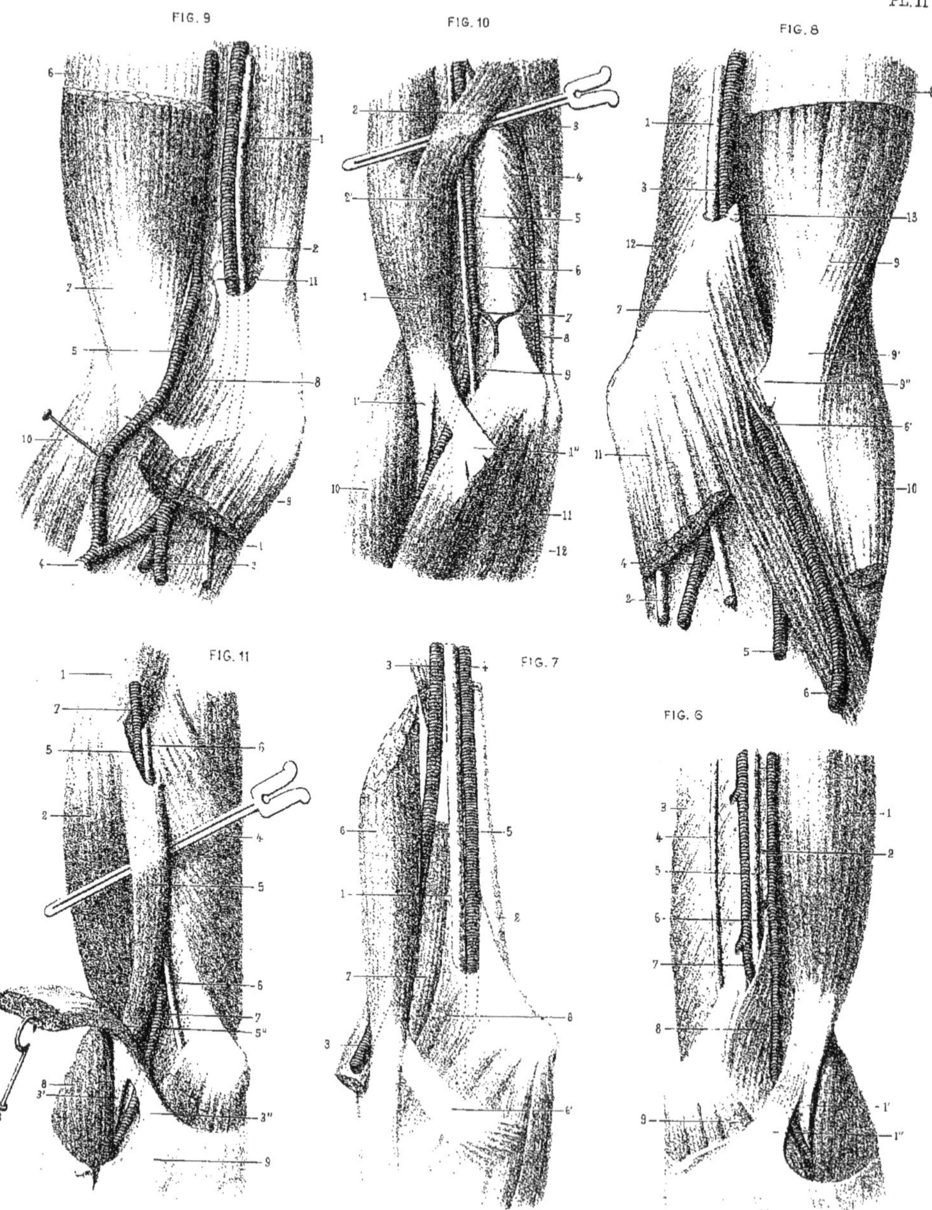


G. Devy, del. Imp. A. Roux, Lyon H. Buisson, lith

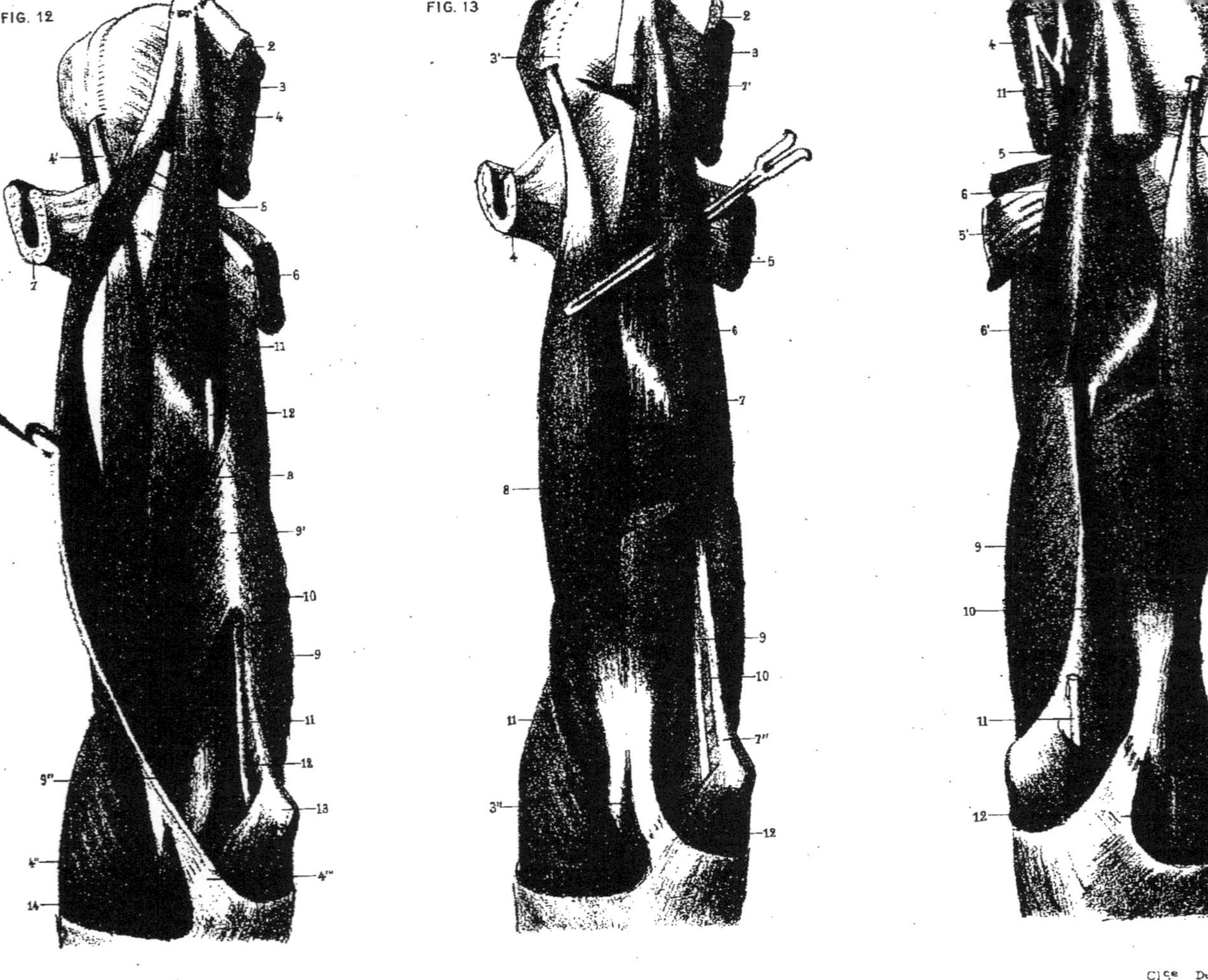


Imp. A Roux, Lyon

Cl^{ie} Dumarest, lith.

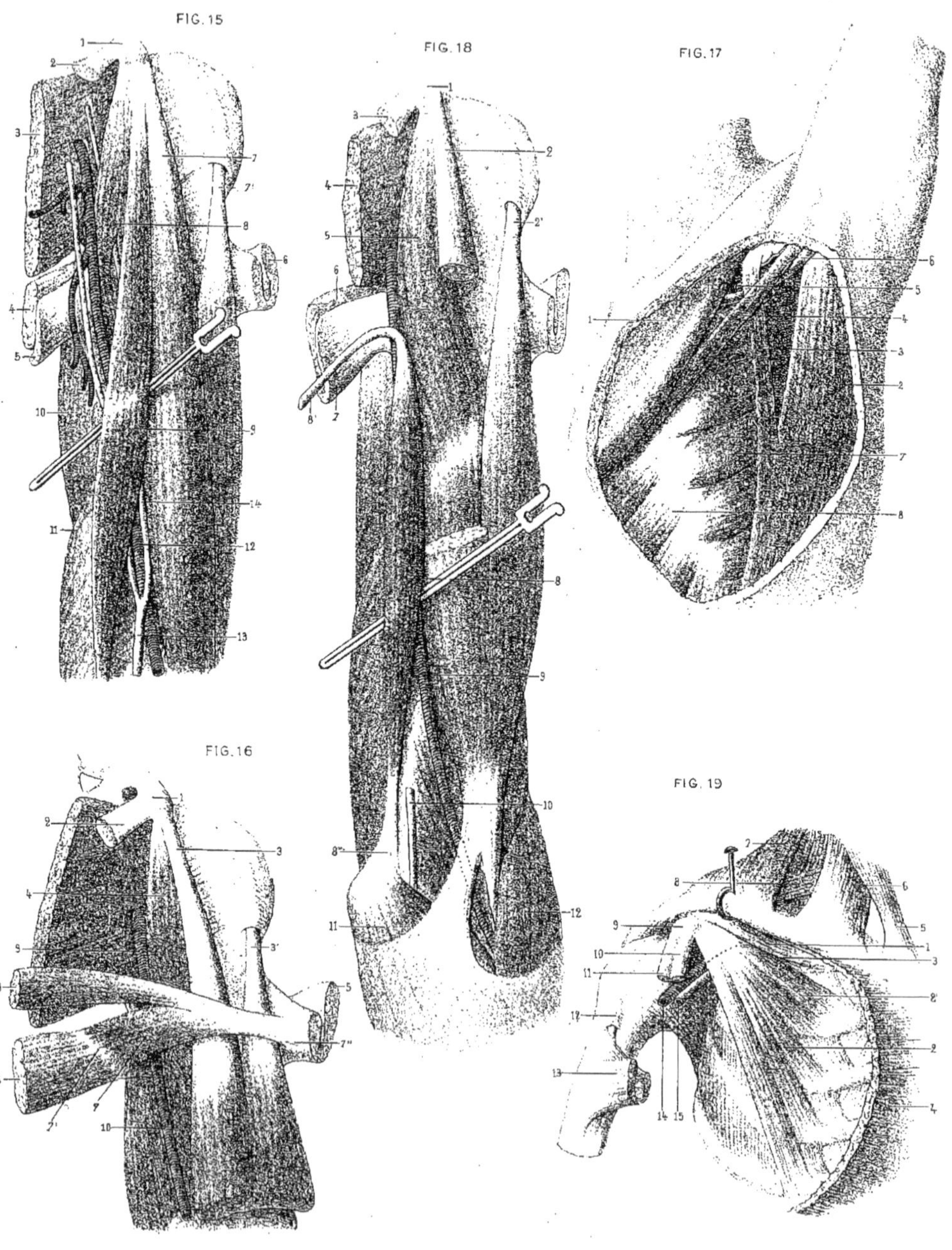


G. Devy, del.

Imp. A. Roux, Lyon

H. Buisson, lith.

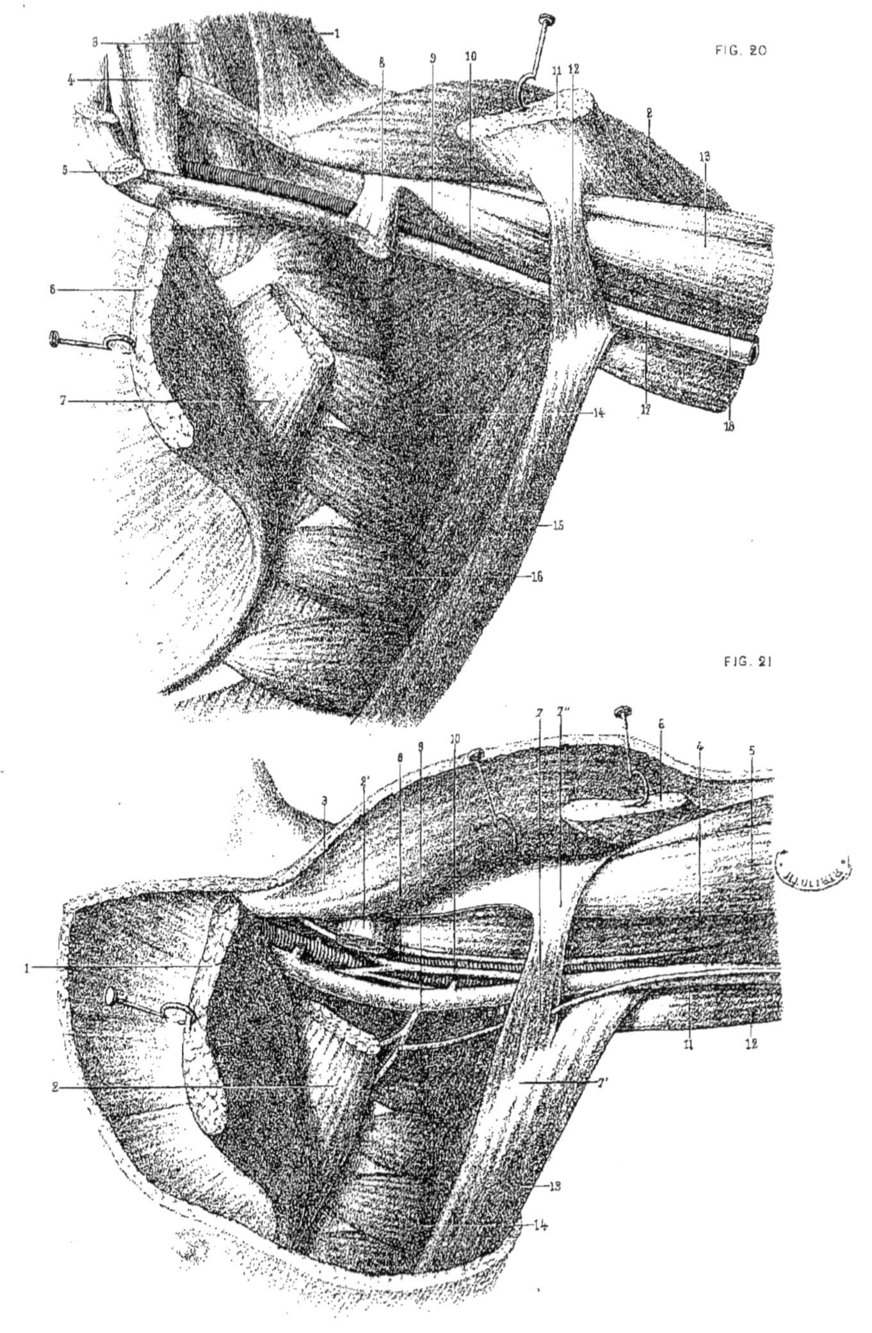
FIG. 20
1
2
3
4
5
6
7
8
9
10
11
12
13
14
15
16
17
18
FIG. 21
1
2
2'
3
4
5
6
7
7'
7"
8
9
10
11
12
13
14

FIG. 22

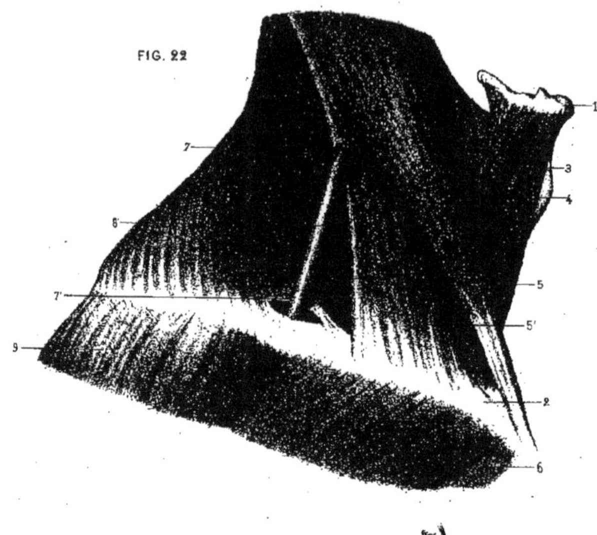


FIG. 23

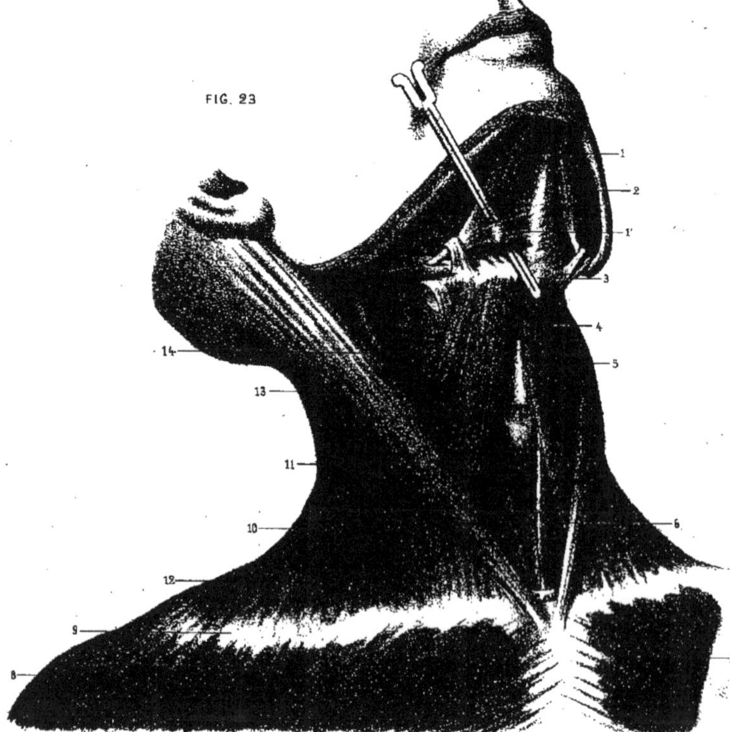


G. Devy, del. Imp. A. Roux, Lyon. H. Buisson, lith.

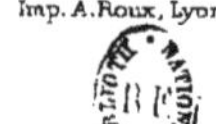

FIG. 24

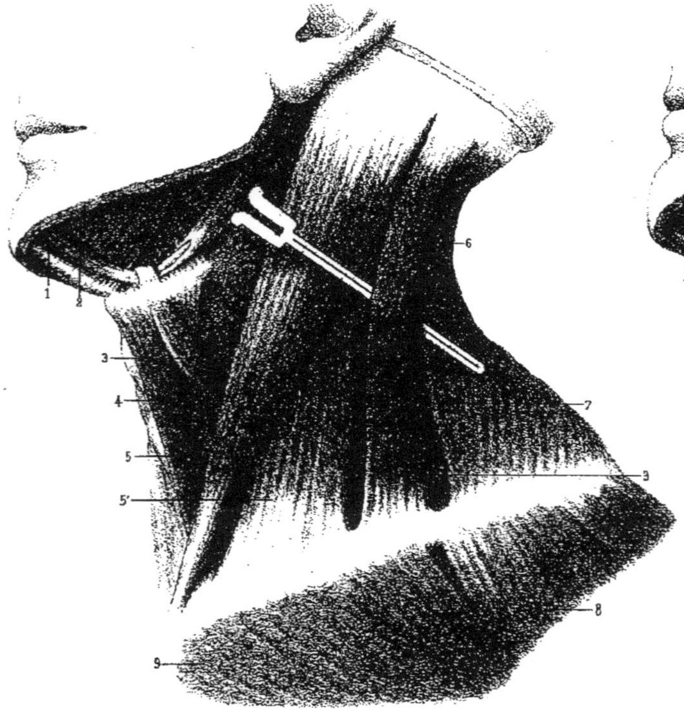

1 2 3 4 5 5' 6 7 3 8 9

FIG. 25

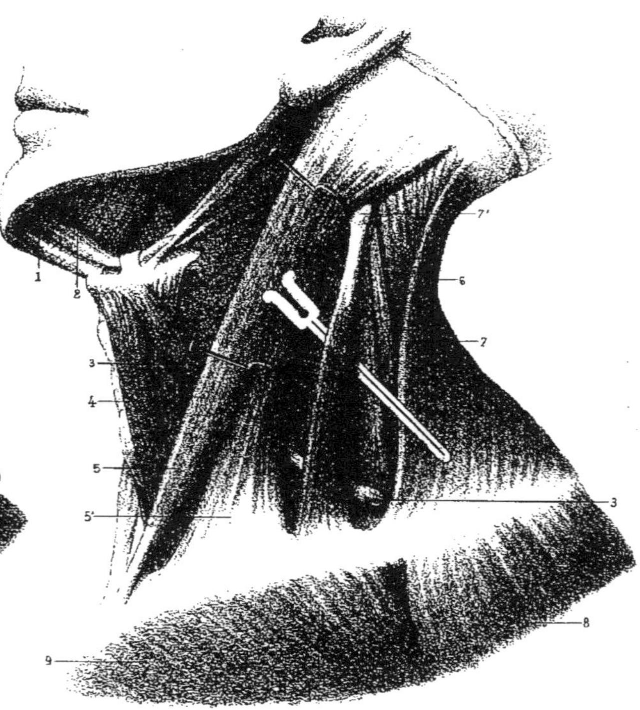

1 2 3 4 5 5' 7' 6 7 3 8 9

G. Devy, del.

Imp. A. Roux, Lyon.

H. Buisson, lith.

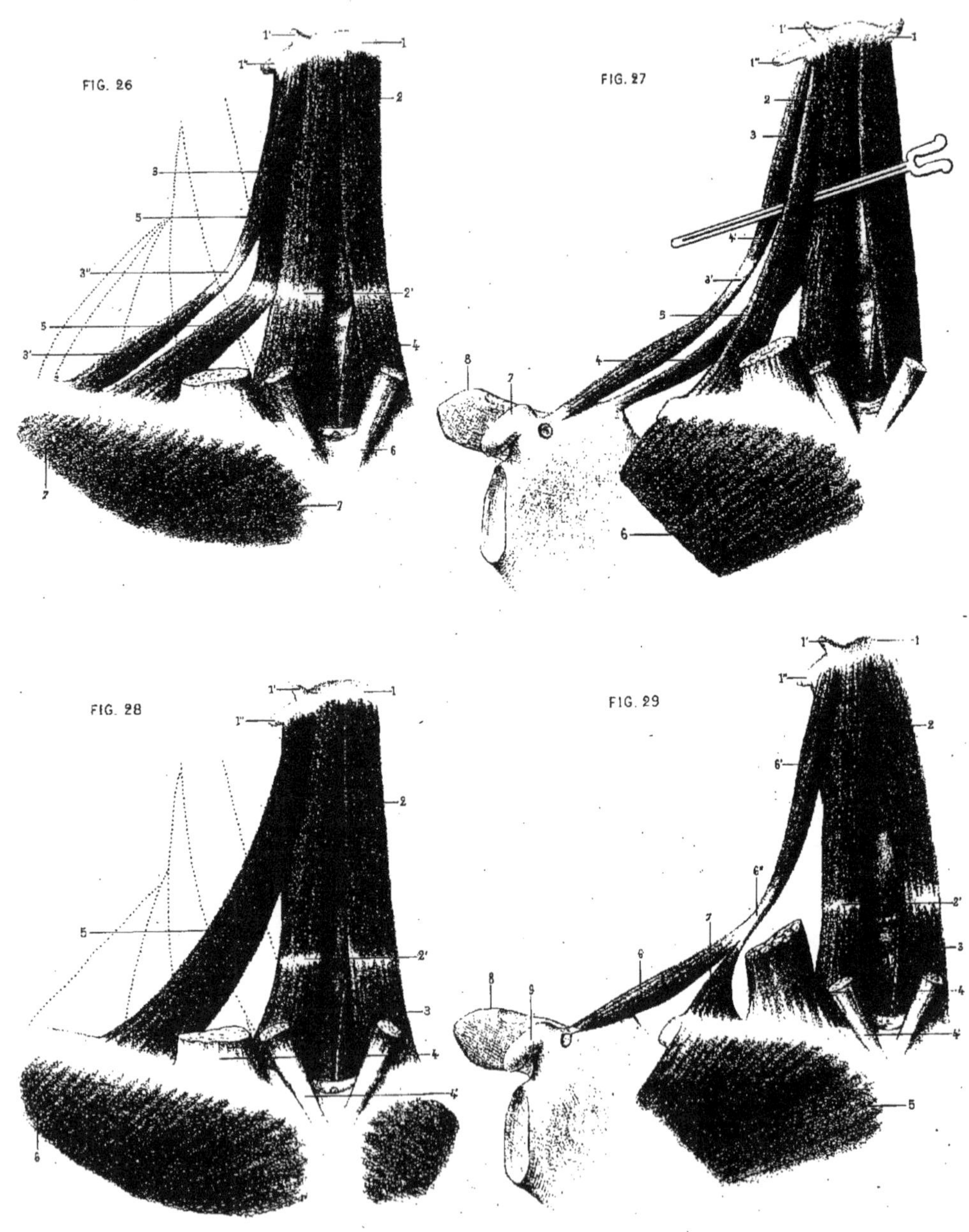


G. Devy, del.

Imp. A. Roux, Lyon.

H. Buisson, lith.

FIG. 30

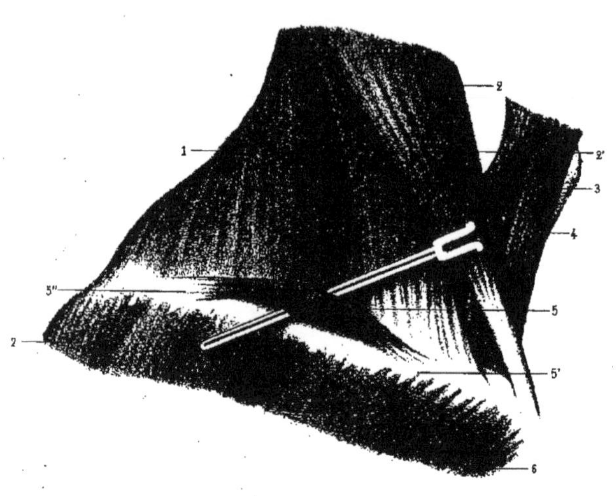


FIG. 31

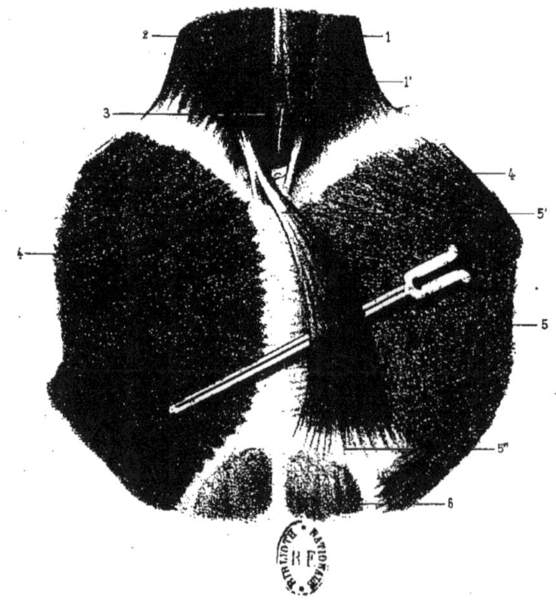




G. Devy, del. Imp. A. Roux, Lyon. H. Buisson, lith.

FIG. 32

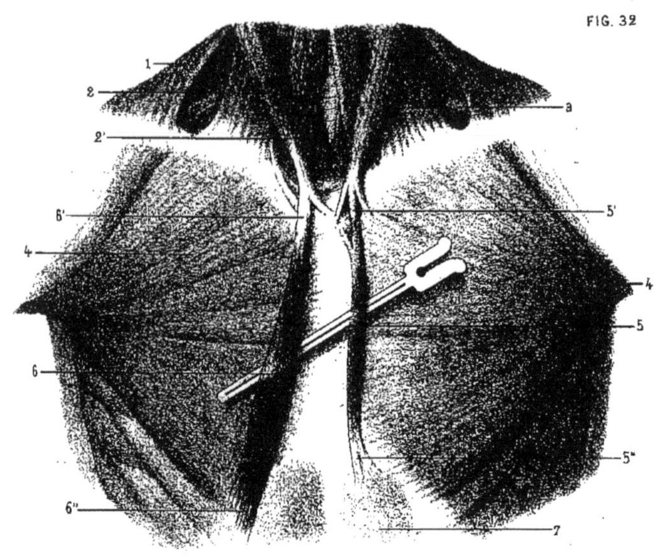


FIG. 33

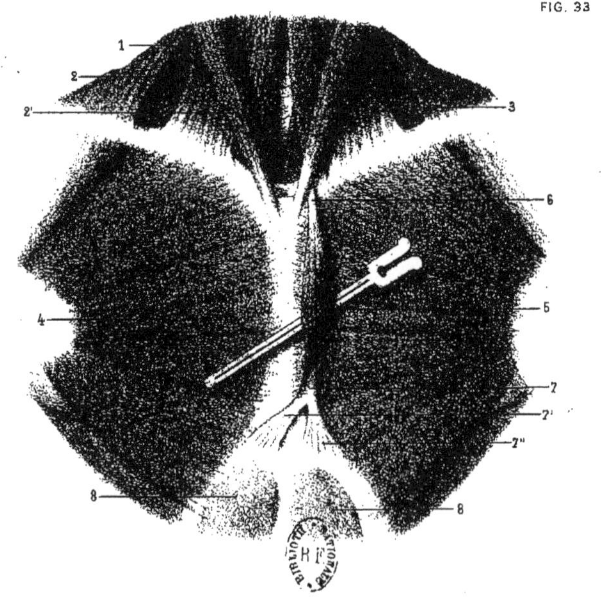




G. Devy, del. Imp. A. Roux, Lyon H. Buisson, lith.

FIG. 34

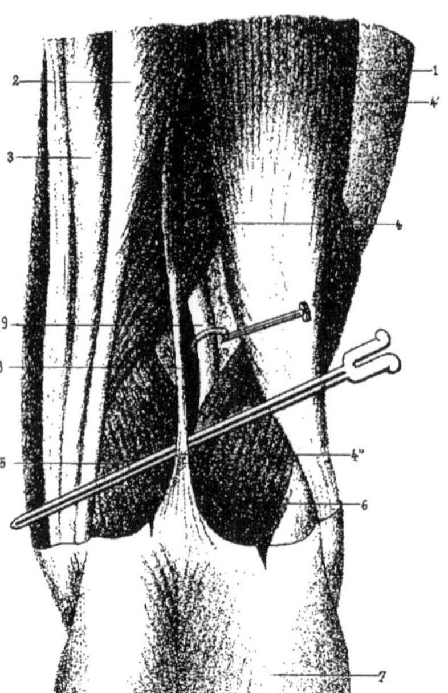


FIG. 35

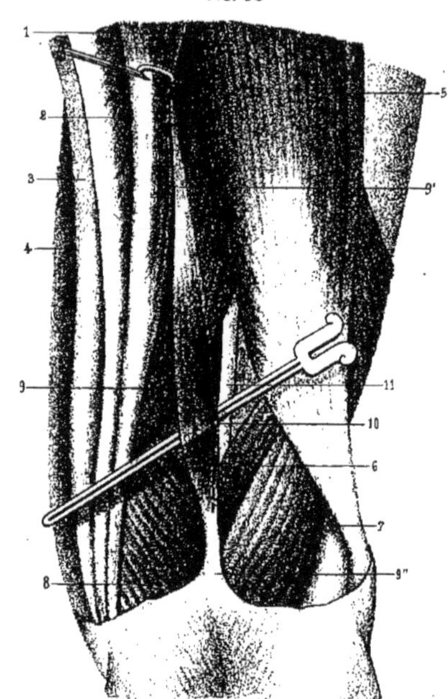


FIG. 36

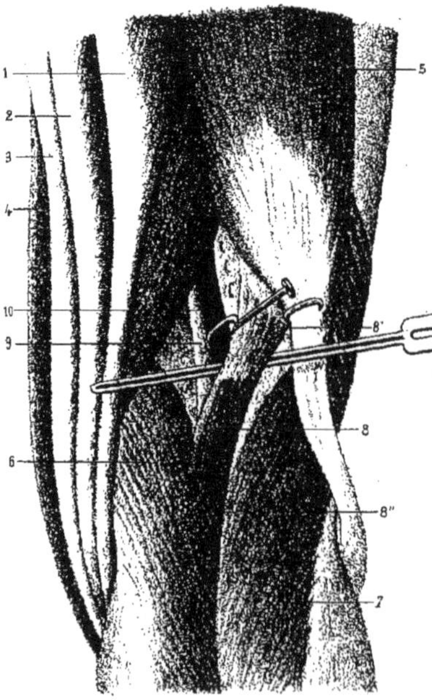

1
5
2
3
4
10
9
8'
8
6
8"
7

FIG. 37

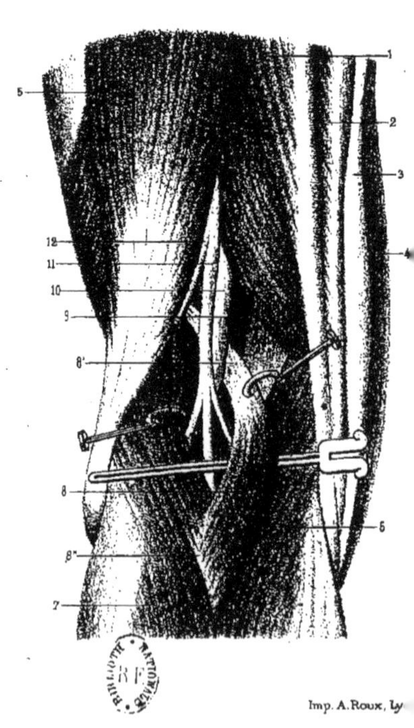




G. Devy, del.

Imp. A. Roux, Ly

FIG. 38

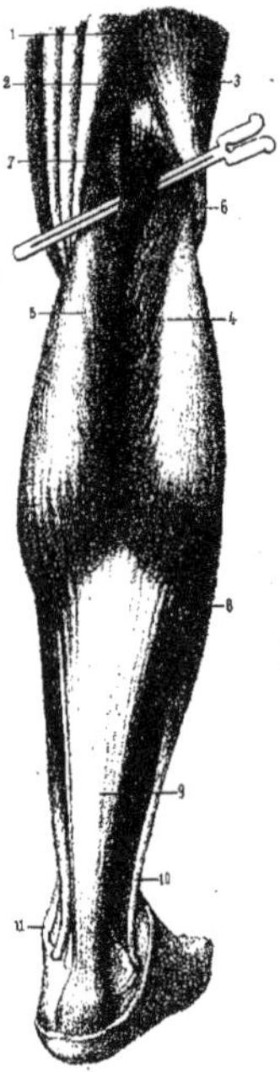

FIG. 39

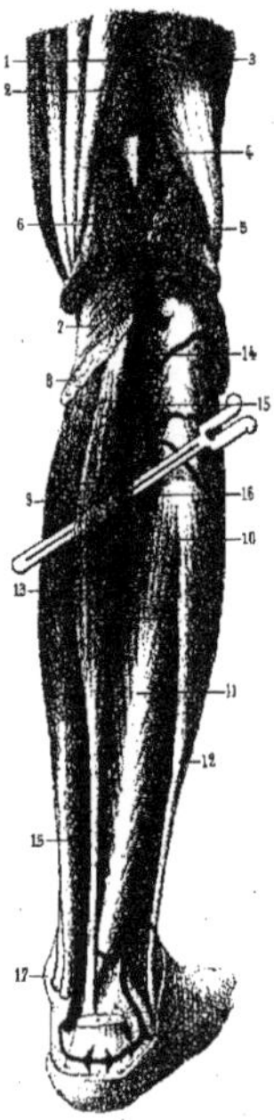

FIG. 40

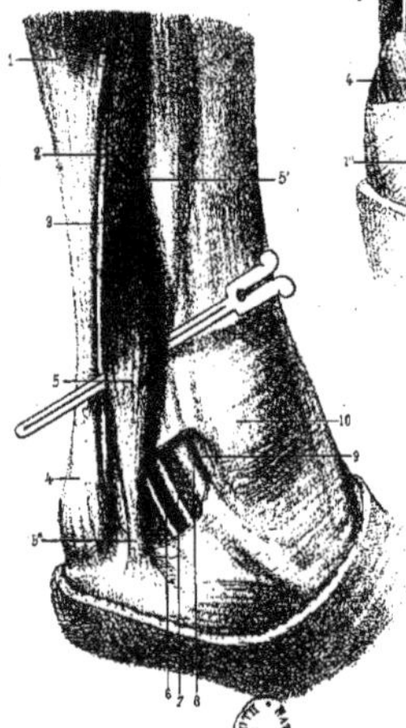

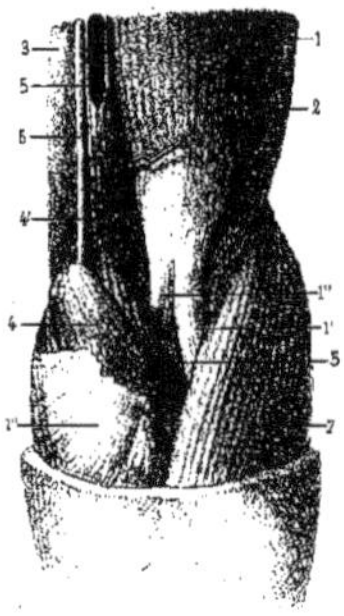

FIG. 41

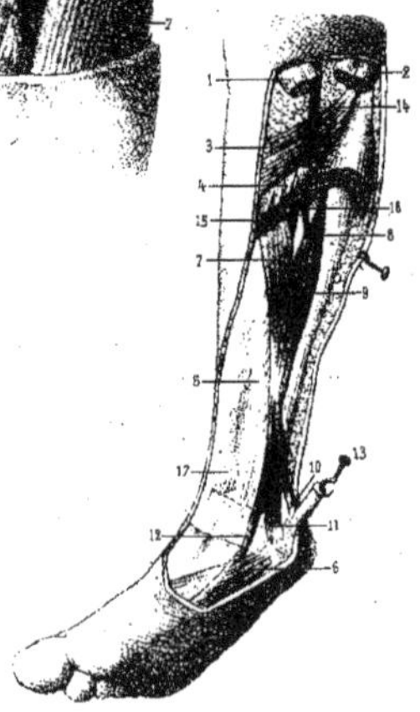

FIG. 42



G. Devy del.

Imp. A. Roux, Lyon.

H. Buisson, l

Lyon. — Imp. Pitrat Aîné, A. Rey Successeur, 4, rue Gentil. — 3518.

www.ingramcontent.com/pod-product-compliance
Ingram Content Group UK Ltd.
Pitfield, Milton Keynes, MK11 3LW, UK
UKHW022122190726
13855UKWH00003B/1012